はり師きゅう師国家試験対策

でる ポ とでる 問

増補改訂第2版

【中巻】臨床医学総論
臨床医学各論
リハビリテーション医学
公衆衛生学
関係法規

片岡彩子、井手貴治、稲田久
德江謙太、三浦章、芦野純夫 他・著

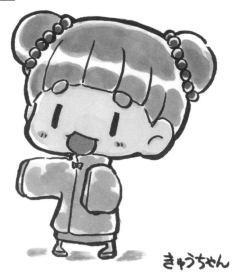

きゅうちゃん

Round Flat

はじめに

　国家試験勉強を始めるにあたって、何から手を付けて良いのか困ったことはないでしょうか。

　とりあえず教科書を引っ張り出して最初から読んでみたり、いきなり過去問を解いてみたり…。教科書を読んでみても頭に入ってこないし、過去問もさっぱり解けなくて、今まで何をやっていたのだろうと後悔する、そして、気づいたときには時間がなくてただ焦ってしまう…。

　時間がない受験生の皆さんが求めるのは、如何に効率よく、国家試験勉強を行うか、ではないでしょうか。本書では、重要ポイントをまとめたページと、過去問を参考にしたオリジナルの一問一答のページを用意しています。教科書を読む代わりに、重要ポイントのページで内容を整理し、その後、一問一答のページで問題にチャレンジしてみてください。シンプルにまとまっているので、時間がある人は文章を覚えるくらい、繰り返し取り組んでみてください。全ての問題を解き終わった頃には、国家試験に出題されている要点が頭に入っているはずです。

　本書が皆さんの勉強に役立ち、みごと合格へとつながることを期待します。

2019年12月吉日

片岡　彩子

本書の活用法

国家試験にでるポイント

　国家試験に出題されている内容の要点を短くまとめています。

　国家試験に出題されているキーワードや重要語句は赤字にしてあります。赤シートを利用して、繰り返し学習できるようになっています。

　十分に理解し、記憶に定着したらチェックボックスにチェックを入れましょう。

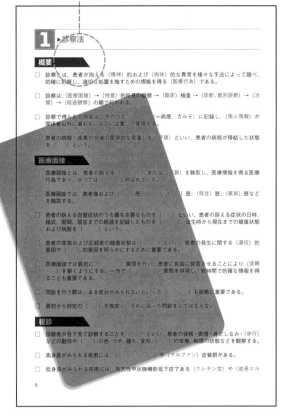

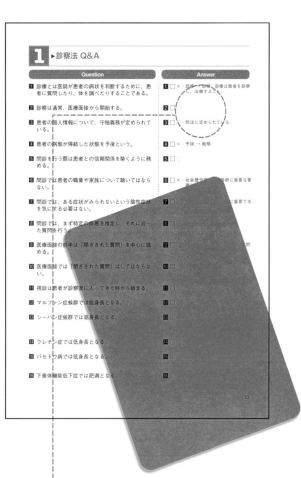

国家試験にでる問題

　国家試験の過去問題を参考に作成したオリジナルの正誤問題です。

　ポイント整理で要点を確認した後で、解答と解説を赤シートで隠して問題にチャレンジしてみましょう。

　十分に理解し、記憶に定着したらチェックボックスにチェックを入れましょう。

CONTENTS [目次]

はり師きゅう師国家試験対策
でるポとでる問
【中巻】臨床医学総論・臨床医学各論
リハビリテーション医学・公衆衛生学・関係法規

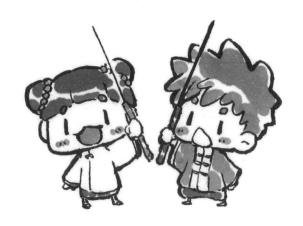

【執筆者一覧】(五十音順)

芦野　純夫
横浜医療専門学校　学術顧問
元厚生労働教官

井手　貴治
東亜大学　人間科学部　教授
歯科医師

稲田　久
横浜医療専門学校
鍼灸師、あん摩マッサージ指圧師

遠藤　久美子
日本医学柔整鍼灸専門学校　鍼灸学科
鍼灸師

大森　正之
学校法人新潟医療学園　新潟柔整専門学校　専務理事

鍵村　昌範
東亜大学　人間科学部　准教授

片岡　彩子
博士(薬学)、薬剤師

川上　智史
東海大学　医学部　客員准教授
博士(医学)

川村　茂
明治国際医療大学　保健医療学部　准教授

木場　由衣登
大分医学技術専門学校　鍼灸学科
鍼灸師、日本鍼灸史学会　理事

木村　悦子
東亜大学　人間科学部　准教授

木村　文規
日本柔整師国家試験対策協会

桑野　幸仁
九州医療スポーツ専門学校
柔道整復師

杉若　晃紀
大分医学技術専門学校　鍼灸師科　学科長
鍼灸師、あん摩マッサージ指圧師

鈴木　伸典
新潟柔整専門学校
医師

鈴木　美波
帝京平成大学　健康医療スポーツ学部　助教
修士(情報学)、柔道整復師

喬　炎
長野県看護大学　教授
博士(医学)

髙橋　洋
新潟リハビリテーション大学　教授
修士(体育学)、鍼灸師、あん摩マッサージ指圧師、
理学療法士

髙橋　康輝
東京有明医療大学　准教授
博士(健康科学)

德江　謙太
日本医学柔整鍼灸専門学校　鍼灸学科
鍼灸師、柔道整復師

濵田　さとみ
国際東洋医療学院
鍼灸師

平林　弘道
東亜大学　非常勤講師

平山　慶一
大分医学技術専門学校　鍼灸学科
鍼灸師

本川　渉
福岡歯科大学　名誉教授
歯科医師

三浦　章
長崎大学病院　精神神経科　研究協力員
鍼灸師

水嶋　章陽
学校法人国際学院九州医療スポーツ専門学校　理事長

皆川　剛
皆川鍼灸マッサージ療院　院長
国立福岡視力障害センター　非常勤講師
鍼灸師、あん摩マッサージ指圧師

豊　久美
横浜医療専門学校
鍼灸師、あん摩マッサージ指圧師

米永　繁樹
グローバル治療室　院長
鍼灸師、あん摩マッサージ指圧師

イラスト　植木　美恵

鍼灸国試
でるポとでる問

PART 1 臨床医学総論

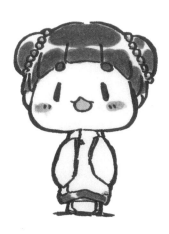

1 ▶診察法

概要

- [ ] 診察とは、患者が抱える（精神）的および（肉体）的な異常を様々な手法によって調べ、的確に把握し、適切な処置を施すための根拠を得る（医療行為）である。

- [ ] 診察は、（医療面接）→（他覚）的所見の観察 →（臨床）検査 →（診断、鑑別診断）→（治療）→（経過観察）の順で行われる。

- [ ] 診察で得られた所見は、そのつど（診療録）（＝病歴、カルテ）に記録し、（個人情報）が関係者以外に漏れないように注意して管理する。

- [ ] 患者の病態・疾患の今後の医学的な見通しを（予後）といい、患者の病態が帰結した状態を（転帰）という。

医療面接

- [ ] 医療面接とは、患者の訴える（自覚症状）または（愁訴）を聴取し、医療情報を得る医療行為であり、かつては（問診）と呼ばれていた。

- [ ] 医療面接では、患者像および（社会）歴、（主訴）、（現病）歴、（既往）歴、（家族）歴などを聴取する。

- [ ] 患者の訴える自覚症状のうち最も主要なものを（主訴）といい、患者の訴える症状の日時、様式、期間、現在までの経過を記録したものを（現病歴）、出生時から現在までの健康状態および病歴を（既往歴）という。

- [ ] 患者の家族および近親者の健康状態は（家族歴）といい、疾患の発生に関する（遺伝）的要因や（環境）的要因を明らかにするために重要である。

- [ ] 医療面接では最初に（開かれた）質問を行い、患者に自由に発言させることにより（信頼関係）を築くようにする。一方で（閉ざされた）質問を併用し、短時間で的確な情報を得ることも重要である。

- [ ] 問診を行う際は、ある症状がみられないといった（陰性症状）も診断に重要である。

- [ ] 最初から特定の（疾患）を推定し、それに沿った問診をしてはならない。

視診

- [ ] 診察者が目で見て診察することを（視診）といい、患者の体格・表情・身だしなみ・（歩行）などの動作や（皮膚）の色・つや、腫れ、変形、（皮疹）の有無、粘膜の状態などを観察する。

- [ ] 高身長がみられる疾患には、（下垂体性巨人症）や（マルファン）症候群がある。

- [ ] 低身長がみられる疾患には、先天性甲状腺機能低下症である（クレチン症）や（成長ホル

モン分泌不全）性低身長、卵巣機能不全をきたす（ターナー）症候群などがある。

☐ 肥満がみられる疾患（症候性肥満）には、（クッシング）症候群（中心性肥満がみられる）や橋本病などの（甲状腺機能低下症）、偽性副甲状腺機能低下症、インスリノーマなどがある。

☐ 痩せあるいはるい痩（痩せの程度が著しい状態）がみられる疾患には、（バセドウ）病などの甲状腺機能亢進症やカテコールアミン過剰となる（褐色細胞腫）、下垂体機能低下症である（シーハン）症候群、副腎皮質機能低下症である（アジソン病）、糖尿病などがある。

☐ （悪性腫瘍）や重症肺結核症などの重症または慢性の消耗性疾患のため、高度のるい痩となる状態を（悪液質）といい、皮膚は（乾燥・弛緩）し、（眼窩）や（両頬）のくぼみなど特徴的な顔貌を呈する。

顔貌	特徴	原因疾患	
（無欲）状顔貌	眼光は鈍く、表情に活気がない。周囲に無関心。	高熱を伴う	（腸チフス）、（敗血症）、粟粒結核など。
		無熱	（うつ病）、脳疾患、中毒など。
（ヒポクラテス）顔貌	眼窩がくぼみ、頬骨が突き出して鼻が尖ってくる。	（消耗）性疾患で死期が近い患者	
仮面様顔貌	表情が乏しく能面状。脂ぎった光沢（膏顔）	（パーキンソン）病、（全身性強皮症）	
満月様顔貌	顔全体が丸く、赤く、（多毛）になる。	（クッシング）症候群、（ステロイド）長期投与	

☐ （マン・ウェルニッケ）肢位は麻痺した下肢が痙性となり、足はやや足底側へ屈曲し、前腕が屈曲回内位、上腕が胸部に向かって内転した状態で、（脳血管障害）などで錐体路が一側性に障害された時にみられる。

☐ パーキンソン病では姿勢反射障害のため、（前かがみ）姿勢がみられる。

☐ 破傷風や髄膜炎では背筋が緊張・強直し、（後弓反張）がみられる。

☐ 急性（膵炎）や胆石症などで強い腹痛が生じた際には、側臥位で膝を抱え込むように前屈した（エビ）姿勢（＝胸膝位）をとる。

☐ 重症心疾患や肺疾患では、静脈還流量を（減少）させるため（起座）位をとる。

☐ 歩行障害は（筋肉）・骨・関節の疾患や（神経）系の疾患でみられる。

☐ 何らかの疾患により正常な歩行ができず、足をひきずったように歩いたりする異常歩行を（跛行）という。

☐ （逃避）性跛行［＝（疼痛）性跛行］は、疼痛を回避するため、患肢を注意深く着地させ、

接地時間を短くして、患肢になるべく体重をかけないようにして歩くもので、（間欠性）跛行などがある。

歩行障害の種類		特徴	原因・代表疾患
（間欠）性跛行		歩行を続けると下肢の疼痛と疲労のため、足を引きずるようになるが、休息により再び歩けるようになる。	（腰部脊柱管狭窄）症 閉塞性動脈硬化症 （バージャー）病
（トレンデレンブルグ）歩行		中殿筋の支持性低下により患側に荷重がかかると健側の骨盤が下がり、バランスを保つため体幹を患側に傾けて歩く。	先天性（股関節脱臼） （中殿筋）麻痺 多発性筋炎 筋ジストロフィー
（痙性片麻痺）歩行・ぶん回し歩行（円弧歩行）		患側下肢が麻痺により伸展しているため、健側を軸足にして患側の足が外側に弧を描くように歩く。	片側（錐体路）障害 （頸椎症）性脊髄症 （脳血管）障害
失調性歩行	（酩酊）様歩行	両脚を開き、酔っ払ったように揺れながら歩く。	（小脳）障害 （前庭）障害
	（踵打）歩行	足元を見ながら両足を開いて、踵を打ちながらあるく。	（脊髄後索）の障害 亜急性連合性脊髄変性症など。
（鶏歩）		垂れ足になっているために膝を高く上げ、爪先から投げ出すように歩く。	（総腓骨神経）麻痺 シャルコー・マリー・トゥース病
（動揺）性歩行（アヒル歩行）		腰を左右に揺らして歩く。	多発性筋炎 筋ジストロフィー

☐ パーキンソン病では、歩き始めの第一歩を踏み出すのが困難な（すくみ）足や、加速度的に歩行が速くなる（突進）歩行、歩幅が小さくなる（小刻み）歩行などがみられる。

☐ チアノーゼは皮膚・粘膜が（青紫）色である状態で、血中の酸素濃度が低下した時に（爪床）や（口唇）周囲に現れやすい。（ファロー四徴）症や（心肺）疾患でみられる。

☐ 発作的に四肢末端の血管が収縮することにより、皮膚の色調が白 → 紫 → 赤 → 正常へと変化する現象を（レイノー）現象といい、原因不明の（レイノー）病の他、強皮症などの（膠原病）や閉塞性血管疾患などでみられる。

☐ 黄疸は血中（ビリルビン）濃度の増加により、皮膚や（眼球結膜）が黄染する現象で、（溶血）性貧血や（肝）疾患、（胆道）疾患などでみられる。

☐ 浮腫は主に（細胞外液）が皮下組織に過剰に蓄積した状態で、指で圧迫すると（圧痕）を生じる。

浮腫の原因	メカニズム	原因疾患
毛細血管静水圧の（上昇）	毛細血管内圧が（上昇）し、血管内水分が血管外に漏出する。	（心）不全、（腎）不全
膠質浸透圧の（低下）	血漿タンパクの（減少）により間質から血管内に水を移動させる力が弱まり、血管外に水分が貯留する。	（ネフローゼ）症候群、（肝硬変）
毛細血管透過性亢進	（炎症）による血管障害のため、水分とともにタンパクなども血管壁を通過する。	（炎症）、腫瘍

☐ フィラリア症では（リンパ管）が破壊されるため、局所性の（リンパ）浮腫がみられる。

☐ 右心不全（心性浮腫）では（下腿）、腎性浮腫では（眼瞼）に浮腫がみられることが多い。

☐ 甲状腺機能低下症では、圧痕を残さない（粘液水腫）という特殊な浮腫がみられる。

☐ 発疹には健常な皮膚に生じる（原発疹）と、これに引き続き生じる（続発疹）がある。

原発疹	（紅斑）	皮膚が限局性に発赤したもので、隆起はない。
	紫斑	皮膚組織内の出血によるもので、（点状）出血、（斑状）出血がある。
	（丘疹）	皮膚から半球状、扁平に隆起した病変。通常5 mm以下。
	（結節）	エンドウ豆以上の皮膚の隆起。
	水疱	表皮内に空洞を生じ、内部に（漿液）がたまった状態。
	膿疱	水疱の内容物が（膿）であるもの。
	（じんま疹）	境界明瞭な限局性の浮腫。（痒み）を伴うことが多い。
続発疹	びらん	表皮剥離が（表皮）内にとどまったもの。
	（潰瘍）	組織欠損がびらんよりも深く、真皮から皮下組織に達するもの。
	（痂皮）	いわゆる「かさぶた」の状態。
	（瘢痕）	創傷が膠原線維や結合組織に置き換わることで修復された状態。
	（鱗屑）	角層が皮膚面に異常に蓄積し、鱗状の白色片を形成したもの。

☐ 特徴的な皮膚症状として、全身性エリテマトーデスでは顔面の（蝶形）紅斑、結節性多発動脈炎やベーチェット病では（結節性）紅斑、リウマチ熱では（輪状）紅斑、皮膚筋炎では（ヘリオトロープ）疹、肝硬変では（手掌）紅斑や（クモ状血管）腫、クッシング症候群では（赤色皮膚線条）がみられる。

☐ ベーチェット病ではアフタ性（口腔内）潰瘍や（陰部）潰瘍がみられる。

□ 湿疹（＝皮膚炎）は浮腫状の（紅斑）を形成し、その上に（丘疹）が出現、小水疱、膿疱、びらん、（痂皮）、鱗屑を形成して治癒に向かうもので、接触性皮膚炎や（アトピー）性皮膚炎などがある。

□ しわがれたようなかすれ声を（嗄声）といい、風邪やインフルエンザ、（橋本病）（甲状腺機能低下症）、声帯ポリープ、声帯結節、喉頭癌、（反回）神経麻痺などでみられる。

□ 言語障害には発声発語器官の異常による（構音）障害と言語中枢の障害による（失語症）がある。

□ 構音障害は（重症筋無力）症や（球）麻痺、パーキンソン病、小脳疾患などでみられる、

□ 失語症には運動性言語野［＝（ブローカ）野］の障害による運動性失語症と感覚性言語中枢［＝（ウェルニッケ）野］の障害による感覚性失語症があり、前者では（言語理解）は可能だが（自発言語）が不能となり、後者では（自発言語）は可能だが、（言語理解）が不能となる。

□ リンパ節は全身に分布し（免疫）機能を司る器官で、炎症や腫瘍によって（腫脹）する。

□ （炎症）性のリンパ節腫脹では強い（自発）痛や圧痛を認め、（腫瘍）性では圧痛はないことが多い。

□ （二次）性リンパ節炎では圧痛を伴うリンパ節腫脹がみられ、（結核）性リンパ節炎では圧痛は伴わない。

□ （伝染性単核）症や悪性（リンパ腫）、慢性（リンパ性白血病）、悪性腫瘍の（リンパ節転移）によるリンパ節腫脹では圧痛は通常みられない。

〈頭部・顔面・頸部の診察〉

□ 先端巨大症では頬骨や（下顎）、上眼窩縁が（突出）し、耳や鼻、口唇などが（肥大）する。

□ 破傷風では（顔面）筋が痙攣し、ひきつったように笑う（痙笑）がみられる。

□ 甲状腺の腫大は、単純性びまん性甲状腺腫、（バセドウ）病、慢性甲状腺炎［＝（橋本病）］、甲状腺腫、亜急性甲状腺炎、甲状腺（癌）などでみられる。

〈目・耳・鼻の診察〉

□ 腎性浮腫では（上眼瞼）の浮腫がみられ、（動眼）神経麻痺や（重症筋無力）症では眼瞼下垂がみられる。

□ 顔面神経麻痺では麻痺側の目を閉じられなくなる（兎眼）がみられ、甲状腺機能亢進症では（眼球の突出）がみられる。

□ 交感神経の障害によって生じるホルネル症候群では、（縮瞳）、（眼瞼下垂）（眼裂狭小）がみられる。

□ 規則的な反復性の眼球の不随意運動を（眼振）といい、迷路や（小脳）、脳幹、上部頸髄の

疾患などで出現する。

□ 聴力障害には外耳や中耳の障害による（伝音性）難聴と、内耳や聴神経、中枢の障害による（感音性）難聴がある。

□ （リンネ）試験は、振動している音叉を乳様突起の上に置き（→骨伝導音）、音が聞こえなくなったら音叉を耳のすぐそばに持っていく（→空気伝導音）検査である。正常では（空気）伝導音が聞こえるが、（伝音）性難聴では聞こえなくなる。

〈口・舌・歯・咽頭・喉頭の診察〉

□ 尿臭は（アンモニア）のにおいで、（尿毒）症患者の口臭でみられる。

□ アセトン臭は甘酸っぱい果実のにおいで、（糖尿病）性昏睡、高度の（アシドーシス）の患者の口臭でみられる。

□ 肝性口臭は腐敗した卵とニンニクの混じったような臭いで、（肝性脳症）などでみられる。

□ 口内炎の多くは（口腔粘膜）に3〜10 mm 程度の円形または楕円形の境界明瞭な粘膜疹を生じる（アフタ）性口内炎で、難治性のものは（ベーチェット）病や（クローン）病、膠原病、悪性腫瘍などでみられる。

□ （迷走）神経や（舌咽）神経の障害があると、開口時に障害側の軟口蓋の挙上が消失し、口蓋垂が健側に偏位する。この時に健側の後咽頭のヒダが偏位するものを（カーテン）徴候という。

□ 扁桃・（咽頭）周囲に広がる白色〜灰白色の偽膜は（ジフテリア）でみられる。

□ コプリック斑は（頬粘膜）にみられる小さな白色の斑点で、（麻疹）でみられる特徴的所見である。

□ ハンター舌炎は舌の発赤や熱、痛み、味覚障害を伴うもので、（悪性貧血）でみられる。

□ 口角炎は（ビタミンB_2）や（ビタミンB_6）の欠乏などで生じやすい。

□ う歯（虫歯）を生じやすい疾患として、唾液分泌が減少する（シェーグレン）症候群がある。

〈胸部の視診〉

□ （樽状胸）は肺の過膨張のために胸郭の前後径が大きくなったもので、（肺気腫）でみられる。

□ 前胸部が陥凹する胸郭変形を（漏斗胸）といい、前胸部が前方に突出したものを（鳩胸）という。後者は（くる病）などでみられ、特に、胸骨と肋軟骨の付着部位が肥厚し念珠状になったものを（ロザリオ）胸（＝肋骨念珠）という。

□ （女性化）乳房は男性の乳房が女性のように腫脹するもので、（肝硬変）などでみられる。

〈四肢の視診〉

上肢の変形	特徴	原因疾患
下垂手（落下手）	手関節の伸展不能	（橈骨）神経麻痺
猿手	母指球筋・小球筋萎縮 母指対立筋運動障害	（正中）神経麻痺 筋萎縮性側索硬化症 など
鷲手	骨間筋・虫様筋の萎縮 （フローマン）徴候陽性	（尺骨）神経麻痺
ボタン穴変形	PIP関節（屈曲）、DIP関節（過伸展）	（関節リウマチ）
スワンネック変形	PIP関節（過伸展）、DIP関節（屈曲）	（関節リウマチ）
手指尺側偏位	母指を除く4指が（小指）側に曲がる。	（関節リウマチ）
ヘバーデン結節	（DIP）関節の結節状隆起	（変形性関節症）
ブシャール結節	（PIP）関節の結節状隆起	（変形性関節症）
太鼓ばち指	手指（末節）が太鼓のばちの様に腫大し、爪は（凸）状になる。	肺癌、間質性肺疾患、感染性心内膜炎、（チアノーゼ）を伴う先天性心疾患、肝硬変など。
デュピュイトラン拘縮	手掌腱膜の（肥厚）により第（4,5）指が手掌側に屈曲し、伸展できない状態。	慢性外傷、糖尿病、リウマチなど。
くも状指	指が細長くなる。	（マルファン）症候群

打診

☐ 打診は（体表）を叩くことにより発生する（音）から体内の臓器の状態を把握しようとする身体診察法で、3つの打診音がある。

打診音	聴取部位	特徴
清音（共鳴音）	（正常肺野）	持続時間が比較的長く、（低調）の音
濁音	肝臓などの（実質）臓器や（空気）を含まない大腿など	持続性の（短い）、高調の音
鼓音（過共鳴音）	（ガス）を含む腸管など	清音に比べ（高調）で、響きがある。

☐ 肺の清音が肝臓の濁音に変わる境界を（肺肝境界）といい、肺気腫で（下降）する。

☐ 過共鳴音（鼓音）は（肺気腫）や（気胸）など含気量が（増加）した時に聴かれる。

☐ 濁音は（肺炎）、結核、肺癌、無気肺、（胸水）などにより、胸腔内の含気量が（低下）した時に聴かれる。

聴診

- ☐ 聴診は身体内で生じた音の性状を（聴診器）で聴取することによって、疾病や病態を把握しようとする身体診察法である。

- ☐ 聴診器の採音部には、（膜型）と（ベル型）があり、前者は呼吸音など（高音）の聴取に適しており、後者は心音など（低音）の聴取に適している。

- ☐ 肺野の聴診では、呼吸による空気の出入りにより（呼吸音）が聴取される。

- ☐ 呼吸音には（肺胞）呼吸音、（気管）呼吸音、（気管支肺胞）呼吸音がある。

- ☐ 呼吸音は気管支炎や肺炎、肺結核などで（増強）し、胸水貯留や気胸などで（減弱）する。

- ☐ 呼吸音ではない副雑音には（ラ音）と胸膜炎などで聴取される（胸膜摩擦音）がある。

音の性質	ラ音	特徴	代表疾患
断続性（短い）	水泡音	粗い低音性の音で、気道内の液体膜様物質が呼吸に伴い（破裂）することによって生じる。	（肺炎）肺気腫
	捻髪音	細かい高音性の音で、（吸気末）期に障害された肺胞が遅れて開くことによって生じる。	（間質）性肺炎（肺線維）症
連続性（長い）	笛音	高音性の音で、（呼気）時に聴取される。細い気道の（狭窄）により生じる。	（気管支喘息）
	いびき音	低音性の音で、太い気道の（狭窄）によって生じる。	気管支拡張症

- ☐ 正常心音には心室収縮開始時に聴かれる（Ⅰ音）、収縮期の終わりに聴かれる（Ⅱ音）、拡張期に聴かれる（Ⅲ音）、（Ⅳ音）がある。

- ☐ Ⅰ音は（房室弁）の閉鎖音などで、Ⅱ音は（動脈弁）の閉鎖音である。

- ☐ 正常心音以外の音を（心雑音）といい、収縮期に聴かれる（収縮期）雑音、拡張期に聴かれる（拡張期）雑音、収縮〜拡張期にわたって聴かれる（連続性）雑音がある。

触診

- ☐ 触診は（手指）で身体を触れたり、（圧迫）したりして状態を把握しようとする身体診察法である。

- ☐ 腹腔内の炎症が腹膜を刺激した際にみられる特有の症状を（腹膜刺激）症状といい、（筋性防御）や（ブルンベルグ）徴候などがある。

- ☐ 筋性防御は腹部触診時に腹壁が病的に（緊張）し（硬く）触れるもので、（腹膜）炎や（虫垂）炎などでみられる。

15

☐ ブルンベルグ徴候は手で腹壁を圧迫した時よりも離した時に痛みが（強く）なる現象で、（反跳痛）とも呼ばれる。

☐ 仰臥位で左下腹部を圧迫すると右下腹部の痛みが増強する徴候を（ロブシング）徴候といい、（腹膜刺激）症状のひとつである。

☐ 総胆管（閉塞）などで胆嚢に胆汁がうっ滞することにより、腫大した胆嚢が触知される現象を（クールボアジェ）徴候といい、（胆管癌）や（膵癌）などで陽性となる。

☐ 圧迫により痛みを生じる点を（圧痛点）といい、急性虫垂炎では（マックバーネー）点や（ランツ）点に圧痛を認める。

☐ 肋骨脊柱角（＝CVA）に叩打痛を認める場合、（尿路結石）や（腎盂腎炎）が疑われる。

身体計測

☐ 身体計測では身長、体重の他、（四肢長）、四肢（周径）、胸囲、腹囲、指の太さなどを計測する。

上肢長	肩峰外側端（または第7頸椎棘突起）→（橈骨）茎状突起
上腕長	肩峰外側端 → 上腕骨（外側上顆）
前腕長	上腕骨外側上顆 →（橈骨）茎状突起
手長	（橈骨）茎状突起 → 中指先端
下肢長（棘果長）	上前腸骨棘 →（内果）
下肢長（転子果長）	大腿骨大転子 →（外果）
大腿長	（大転子）→ 外側膝関節裂隙
下腿長	外側膝関節裂隙 →（外果）
足長	（踵後端）→ 足（母指）先端
上肢周径	上肢下垂、肘関節伸展位で上腕二頭筋筋腹の（最大隆起部）で測定。
前腕周径	前腕（最大膨隆部）で測定。
大腿周径	外側膝関節裂隙より（一定の距離）で測定。 成人では（10 cm）上、小児では（5 cm）上
下腿周径	下腿の（最大隆起部）で測定。

生命徴候

☐ 生命徴候（＝バイタルサイン）は（呼吸）と（循環）の状態を表す徴候であり、具体的には（呼吸）、（脈拍）、（血圧）、（体温）を指すが、これに（意識レベル）を含める場合もある。
※死の三徴候 →（呼吸）停止、（心拍）停止、瞳孔（散大）

正常呼吸	呼吸数：(14~20) 回/分、一回換気量：約 (500) mL
(頻) 呼吸	呼吸数：24回/分以上。(発熱) 時や肺炎、小児などでみられる。
(徐) 呼吸	呼吸数：12回/分以下。頭蓋内圧亢進時や (麻酔) 時などにみられる。
(多) 呼吸	呼吸数と呼吸の深さの増加。呼吸窮迫症候群、(過換気) 症候群などでみられる。
(過) 呼吸	呼吸の深さの増加。もやもや病や (過換気) 症候群などでみられる。
(減) 呼吸	呼吸の深さの減少。
無呼吸	安静 (呼気) 位で呼吸が一時的に停止する。(睡眠時無呼吸) 症候群でみられる。

☐ リズム異常をきたす異常呼吸には (クスマウル) 呼吸、(チェーン・ストークス) 呼吸、(ビオー) 呼吸がある。

異常呼吸	特徴	疾患例
クスマウル呼吸	ゆっくりとした (深い) 規則的な呼吸。	(糖尿病) の代謝性アシドーシスなど
チェーン・ストークス呼吸	無呼吸 → 過呼吸 → 減呼吸 → 無呼吸を繰り返す。	(心不全)、尿毒症、脳出血、脳腫瘍など
ビオー呼吸	無呼吸と速く深い呼吸が (不規則) に繰り返される。	(呼吸中枢) の器質的障害 (髄膜炎など)

☐ 肺気腫では、呼気の (延長) や (口すぼめ) 呼吸がみられる。

☐ 正常では、脈拍は (心拍数) と同じで、1分間に (60−80) 回程度である。

脈の異常	特徴	原因
頻脈	(100) 回 / 分以上	(発熱) 時、甲状腺機能 (亢進)、心不全、(貧血)、精神的緊張、運動時など。
徐脈	(60) 回 / 分以下	動脈硬化、甲状腺機能 (低下)、(スポーツ) 心臓など。

☐ 血圧の測定法には (触診) 法と (聴診) 法があるが、前者では拡張期血圧を測定できない。

☐ 触診法では聴診法よりも最高血圧が (低く) 測定される。

☐ 血圧測定時には肘関節を (伸展) させ、測定部位の高さは (心臓) と同じ高さにする。

☐ (最高) 血圧は心臓が収縮したときの血圧 (＝収縮期血圧) で、(最低) 血圧は心臓が拡張した時の血圧 (＝拡張期血圧) である。

□ 最高血圧と最低血圧の差を（脈圧）といい、大きいほど太い血管の（動脈硬化）が進行している可能性を示唆する。

□ 平均血圧は（最低）血圧＋（脈圧）／3で求められ、高いほど細い血管の（動脈硬化）が進行している可能性を示唆する。

□ 正常血圧は収縮期血圧（130）mmHg未満、拡張期血圧（85）mmHg未満であり、収縮期血圧（140）mmHg以上、拡張期血圧（90）mmHg以上で高血圧と診断される。

□ 診察室血圧が高血圧で診察室外の血圧が正常血圧となるものを（白衣）高血圧といい、診察室血圧が正常血圧で診察室外の血圧が高血圧となるものを（仮面）高血圧という。

□ 体温の測定部位には（腋窩）、（口腔）、（直腸）、（鼓膜）などがあるが、日本では一般的に（腋窩）での測定が行われる。このうち、体温が最も高くなる検温部位は（直腸）である。

□ 発熱は（感染）症、（悪性腫瘍）、（膠原）病、内分泌疾患、代謝性疾患、アレルギー疾患など種々の病態で生じる。

熱型	特徴	疾患例
稽留熱	最低37℃以上で体温が持続的に高く、日差変動1℃（以内）	（腸チフス）、肺炎など。
弛張熱	最低37℃以上で体温が持続的に高く、日差変動1℃（以上）	（敗血）症、化膿性疾患、（膠原）病など。
間欠熱	日差変動1℃（以内）で、低いときには正常体温まで下がる。	（マラリア）、薬物（アレルギー）など。
波状熱	発熱期と無熱期を（不規則）に繰り返す。	（ブルセラ）症、（ホジキン）病
周期熱	高熱期と無熱期が（周期的）におこる。	（マラリア）

□ 低体温は甲状腺機能（低下）症や（アジソン）病、慢性消耗性疾患などでみられる。

神経系の検査

□ 反射は（感覚）刺激に対する（不随意）的反応で、刺激を与える部位により（表在）性反射、（深部）反射、（臓器）反射に分類される。

□ 表在反射は（皮膚）または（粘膜）に加えた刺激により反射的に筋が（収縮）するもので、（粘膜）反射と（皮膚）反射がある。

□ 深部反射は（腱）をハンマーで叩打するとその筋が（収縮）する反射で、（腱）反射ともいう。

□ 臓器反射は（自律神経系）が関与する反射で、（自律神経）反射ともよばれる。

表在性反射	粘膜反射	（角膜）反射、鼻粘膜反射、咽頭反射
	皮膚反射	（腹壁）反射、（挙睾筋）反射、足底反射、（肛門）反射
深部反射		眼輪筋反射、（下顎）反射、二頭筋反射、三頭筋反射、橈骨反射、尺骨反射、（膝蓋腱）反射、（アキレス腱）反射
臓器反射		（対光）反射、輻輳反射、頸動脈洞反射

☐ 錐体路障害では（痙性）麻痺をきたし、腱反射は（亢進）する。また、（病的）反射が出現する。

☐ バビンスキー反射は足底を擦り上げたときに母趾が（背屈）し、他の指はすべて扇状に開く（病的）反射で、（上位運動）ニューロン［＝（錐体路）］障害でみられる。

☐ バレー徴候は（錐体路）障害による片側性の（運動麻痺）があると出現する徴候で、（上肢挙上）試験または（下肢挙上）試験で評価できる。

上肢挙上試験	（閉眼）し、手掌を上にして両上肢を伸展、水平挙上した肢位をしばらく保つ。麻痺がある場合、麻痺側の上肢が（回内）し、（下降）する。
下肢挙上試験	（腹臥）位で、両下肢が接触しないように両膝関節を45°に曲げた肢位をしばらく保つ。麻痺がある場合、麻痺側の下肢が（下降）する。

☐ 錐体外路症状は主に（大脳基底核）の異常により生じる様々な症状を指し、随意運動の障害や（不随意）運動がみられる。錐体外路症状がみられる代表的な疾患として（パーキンソン病）がある。

パーキンソン病の症状	（無動）（寡動、動作緩慢）、安静時（振戦）、筋（強剛）（＝筋トーヌス亢進）、（姿勢反射）障害
その他の錐体外路症状	多動、バリズム

☐ 筋トーヌスは（安静）時に不随意に生じる筋（緊張）のことで、筋トーヌスの亢進には（痙縮）と（硬直）（＝強剛）がある。

☐ 痙縮は他動的運動に対し、最初は強い（抵抗）を感じるが、あるところまで動かすと急に（抵抗）がなくなるもので、「（折りたたみナイフ）現象」ともよばれる。（上位運動）ニューロン［＝（錐体路）］障害でみられる。

☐ 硬直（強剛、固縮）は他動的運動に対し最初から最後まで（抵抗）を感じる現象で、一定の持続的抵抗を感じる（鉛管）現象やカクカクとした抵抗を感じる（歯車）現象がある。（錐体外路）障害でみられ、（パーキンソン病）の4大症状のひとつである。

☐ 不随意運動は（意思）によらず生じる運動で、（大脳基底核）の異常で生じる錐体外路症状と、それ以外に分けられる。

（舞踏）運動	無目的で不規則な速い運動で、（ハンチントン舞踏）病などでみられる。
（バリズム）	上下肢を投げ出すような粗大で激しい運動で、（視床下核）の血管障害などでみられる。
（アテトーゼ）	上下肢をゆっくりくねるような運動で、（脳性麻痺）などが原因となる。
（ジストニア）	体幹をゆっくりくねるような運動。
（ミオクローヌス）	一部の筋肉が突発的にすばやく収縮するもの。
（チック）	突発的で不規則な体の一部の速い動きや発声を繰り返すもの。

☐ 運動麻痺は（随意）運動の障害で、脳や脊髄、末梢神経、筋肉の障害で生じる。

麻痺の種類	麻痺の部位
単麻痺	四肢の（一側だけ）の麻痺
片麻痺	（一側上下）肢の麻痺
対麻痺	（両側下肢）の麻痺
四肢麻痺	（四肢全て）の麻痺

☐ 運動失調は、明らかな（麻痺）がないにも関わらず、随意運動や姿勢を保持するための（協調運動）ができない状態で、原因により（小脳）性失調、（脊髄）性失調、（前庭）性失調などにわけられる。

☐ 小脳性失調では（酩酊）様歩行や（構音）障害、眼振、四肢体幹の（協調運動）障害などがみられる。

☐ ロンベルグ試験は、閉足立位で（開眼）から（閉眼）させ、身体の（動揺）を調べる検査である。（脊髄）性失調では開眼時には立位可能であるが、閉眼時には立位保持不可能となり、これを（ロンベルグ徴候陽性）という。
※（小脳）性失調では開眼閉眼に関わらず立位保持不可能であり、ロンベルグ徴候は（陰性）である。

☐ （手回内回外）試験は、患者に軽く肘を屈曲して両手を前に出し、手の回内と回外をできるだけ速く反復してもらう方法で、（小脳）失調では失調側の（回内回外）がスムーズにできなくなる。

☐ （指－鼻）試験は、患者に第2指で検者の指に触ってもらった後、自分の鼻を触ってもらい、その運動を観察する方法で、（小脳）性失調では（推尺）異常や（企図振戦）がみられる。

☐ （踵膝）試験は、仰臥位で検査する足の踵を反対側の膝にのせ、踵をゆっくりと足に向けて下向きに動かしてもらう方法で、失調があると（距離測定）障害がみられたり、速度や動

作が（不安定）になったりする。

- □ 複合感覚には（立体）認知、（2点識別）覚、（皮膚書字）覚、（2点同時刺激識別）覚などがある。

- □ 皮膚書字試験は、皮膚に０〜９の数字や○×△などの字を書き、これをあてさせる（複合）感覚を調べる試験で、（頭頂葉）の障害で認識不能となる。

- □ 髄膜刺激症状は髄膜炎や脳炎などの（炎症）性疾患や（くも膜下出血）でみられる。

髄膜刺激症状	陽性徴候
（項部硬直）	患者を仰臥位にし、後頭部を両手で支え、ゆっくりと（前屈）させると抵抗や疼痛を感じる。
（ケルニッヒ）徴候	患者を仰臥位にし、片側股関節と膝関節を90°に屈曲して膝関節を徐々に伸展させると、（痛み）のために伸展できない。
（ブルジンスキー）徴候	患者を仰臥位にし、片方の手で腹部を抑え、もう片方の手で頭部を持ち上げて屈曲させると、股関節と膝関節が反射的に屈曲し、（膝）が持ち上がる。

- □ 意識障害には意識（レベル）（＝清明度、覚醒度）の障害と意識（内容）の障害（＝意識変容）があり、評価には（Japan Coma Scale）（＝JCS）と（Glasgow Coma Scale）（＝GCS）が用いられる。

- □ 意識レベルは、意識清明→（傾眠）→（昏迷）→ 半昏睡 →（昏睡）の順に低下する。

- □ 意識変容には（せん妄）、（錯乱）、（もうろう）状態などがある。

- □ JCSでは（覚醒の程度）によってⅠ（1桁）、Ⅱ（2桁）、Ⅲ（3桁）の3段階に大きく分け、それをさらに3段階に分ける（3−3−9度）方式をとっている。意識レベルと意識内容を（同時）に評価しており、点数が（高い）ほど状態が悪い。

- □ GCSでは（開眼）機能、（言語）機能、（運動）機能の3要素に分けて意識状態を指標化し、合計点数により評価する。意識レベルと意識内容を（別々）に評価しており、点数が（低い）ほど状態が悪い。

- □ 見当識障害は、（時間）・（場所）・（人）がわからなくなる状態で、（認知症）の初期症状のひとつである。

- □ 運動器に異常がないにも関わらず、一連の動作ができなくなる高次機能障害を（失行）という。

- □ （観念運動）失行は、意識しないときは問題なく行える運動が、意図的に行おうとするとできなくなる症状で、（観念）失行は行為の順番や道具の使用方法がわからなくなる症状である。

- □ （構成）失行は簡単な図柄の模写ができないなど、空間的形態を構成できない症状で、（左頭頂葉）の障害でみられることが多い。

運動機能検査

☐ 関節可動域（＝ROM；range of motion）測定は身体の各関節を自動的または他動的に動かして、関節の（運動範囲）（角度）を測定する方法である。

☐ 徒手検査（＝MMT；manual muscular testing）は、検者の手技や被験者への指示により関節を3次元的に動かすことで（筋力）を判定する方法である。

病態／疾患例	検査
頸部神経根の圧迫	（スパーリング）テスト、（ジャクソン）テスト、レルミット徴候
腱板損傷	有痛弧徴候＝（ペインフルアーク）サイン
上腕二頭筋長頭の炎症や損傷	（ヤーガソン）テスト
胸郭出口症候群	（モーレイ）テスト、（アドソン）テスト、（ライト）テスト、（エデン）テスト
手根管症候群	（ファレン）テスト
手根管症候群、尺骨神経麻痺	（ティネル）徴候
腰椎椎間板ヘルニア	（ラセーグ）テスト、（下肢伸展挙上）テスト、（大腿神経挙上）テスト
変形性股関節症	（トーマス）テスト、（パトリック）テスト
発育性股関節症	（アリス）徴候
中臀筋筋力低下	（トレンデレンブルグ）徴候
前十字靭帯損傷	（前方引き出し）テスト、（ラックマン）テスト
半月板損傷	（マックマレー）テスト

その他

☐ 食中毒の予後は原因菌により異なり、腸炎ビブリオは（2-3日）、サルモネラは（1週間）以内、ブドウ球菌は（1日）で回復するが、（ボツリヌス菌）は致死率が高い。

☐ 閉経後は（エストロゲン）の分泌が減少するためLDLコレステロールが増加し、（動脈硬化）や高血圧、脂質異常症などのリスクが増加する。また、骨吸収が増加するため、（骨粗鬆症）を起こしやすくなる。

☐ 発育期に多いスポーツ障害には、（オスグット）病、シンスプリント、疲労骨折、（腰椎分離）症、野球肩、野球肘、（踵骨骨端）症などがある。

☐ 中高年に多いスポーツ障害には、変形性（膝関節）症、膝内障、膝靭帯損傷、膝関節痛、（アキレス腱）断裂、下腿三頭筋部分断裂、腰痛症、足関節捻挫、（アキレス腱）炎、半月損傷などがある。

Question	Answer
1 診療とは医師が患者の病状を判断するために、患者に質問したり、体を調べたりすることである。	**1** □ ×：診療 → 診察。診療は患者を診察し、治療すること。
2 診察は通常、医療面接から開始する。	**2** □ ○
3 患者の個人情報について、守秘義務が定められている。	**3** □ ○：刑法に定められている。
4 患者の病態が帰結した状態を予後という。	**4** □ ×：予後 → 転帰
5 問診を行う際は患者との信頼関係を築くように務める。	**5** □ ○
6 問診では患者の職業や家族について聴いてはならない。	**6** □ ×：社会歴や家族歴も診断に重要な要素となる。
7 問診では、ある症状がみられないという陰性症状を気にする必要はない。	**7** □ ×：陰性症状の有無は診断に重要である。
8 問診では、まず特定の疾患を推定し、それに沿った質問を行う。	**8** □ ×：客観性が重要である。
9 医療面接の前半は「閉ざされた質問」を中心に進める。	**9** □ ×：閉ざされた質問 → 開かれた質問
10 医療面接では「閉ざされた質問」はしてはならない。	**10** □ ×：効率よく問診を進めるために、開かれた質問と併用すべきである。
11 視診は患者が診察室に入ってきた時から始まる。	**11** □ ○
12 マルファン症候群では低身長となる。	**12** □ ×：低身長 → 高身長
13 シーハン症候群では高身長となる。	**13** □ ×：高身長がみられる疾患には下垂体性巨人症、マルファン症候群などがある。
14 クレチン症では低身長となる。	**14** □ ○：先天性甲状腺機能低下症
15 バセドウ病では低身長となる。	**15** □ ×：バセドウ病ではやせ（体重減少）がみられる。
16 下垂体機能低下症では肥満となる。	**16** □ ×：肥満 → やせ

17 甲状腺機能低下症では肥満となる。	**17** ☐○：橋本病など。
18 クッシング症候群では肥満となる。	**18** ☐○：中心性肥満がみられる。
19 アジソン病では肥満となる。	**19** ☐×：肥満 → やせ
20 悪液質では肥満となる。	**20** ☐×：肥満 → やせ、るい痩
21 悪液質では、皮膚は乾燥・弛緩する。	**21** ☐○
22 悪液質では仮面様顔貌となる。	**22** ☐×：仮面様顔貌はパーキンソン病や全身性強皮症でみられる。
23 悪液質では眼窩・頬のくぼみがみられる。	**23** ☐○
24 腸チフスでは無欲顔貌がみられる。	**24** ☐○
25 満月様顔貌はクレチン症でみられる。	**25** ☐×：クレチン症 → クッシング症候群
26 脳血管障害の後遺症では前かがみ姿勢となることが多い。	**26** ☐×：前かがみ姿勢はパーキンソン病でみられる。
27 マン・ウェルニッケ肢位は脳血管障害による片麻痺患者にみられる。	**27** ☐○
28 パーキンソン病では後傾姿勢をとる。	**28** ☐×：後傾姿勢 → 前傾姿勢
29 急性膵炎では後弓反張がみられる。	**29** ☐×：急性膵炎 → 破傷風
30 左心不全では起座位をとる。	**30** ☐○：起座呼吸を行う。
31 逃避跛行では痛みを伴わない。	**31** ☐×：痛みを伴う。
32 間欠跛行では痛みを伴わない。	**32** ☐×：痛みのために歩行を継続できなくなる。
33 鶏歩では痛みを伴う。	**33** ☐×：痛みは伴わない。
34 逃避跛行はバージャー病でみられる。	**34** ☐○：間欠性跛行がみられる。
35 間欠跛行はパーキンソン病でみられる。	**35** ☐×：腰部脊柱管狭窄症や閉塞性動脈硬化症、バージャー病などでみられる。
36 すくみ足は筋ジストロフィーでみられる。	**36** ☐×：筋ジストロフィー → パーキンソン病
37 失調性歩行は変形性股関節症でみられる。	**37** ☐×：小脳や前庭の障害でみられる。

38 アヒル歩行は中殿筋麻痺でみられる。	38 ☐ ×：多発性筋炎や筋ジストロフィーでみられる。
39 トレンデレンブルグ徴候は脊柱管狭窄症でみられる。	39 ☐ ×：脊柱管狭窄症 → 中殿筋麻痺
40 分回し歩行は側弯症でみられる。	40 ☐ ×：一側の錐体路障害でみられる。
41 頚椎症性脊髄症では痙性歩行がみられる。	41 ☐ ○
42 チアノーゼの診断では眼球結膜の色調変化を確認する。	42 ☐ ×：チアノーゼ → 黄疸。チアノーゼは爪床や口唇周囲にみられる。
43 ファロー四徴症では出生後チアノーゼがみられる。	43 ☐ ○
44 心房中隔欠損症はチアノーゼを伴うことが多い。	44 ☐ ×：非チアノーゼ性心疾患
45 大動脈縮窄症はチアノーゼを伴うことが多い。	45 ☐ ×：非チアノーゼ性心疾患
46 肥大型心筋症ではレイノー現象がみられる。	46 ☐ ×：みられない。
47 気管支喘息ではレイノー現象がみられる。	47 ☐ ×：みられない。
48 全身性エリテマトーデスではレイノー現象がみられる。	48 ☐ ○：レイノー現象は膠原病でよくみられる。
49 全身性硬化症ではレイノー現象がみられる。	49 ☐ ○：初発症状として必発する。
50 クローン病ではレイノー現象がみられる。	50 ☐ ×：みられない。
51 総胆管結石では発熱や黄疸がみられる。	51 ☐ ○：胆管閉塞により、感染が起こると発熱、黄疸がみられる。
52 全身性硬化症では黄疸がみられる。	52 ☐ ×：黄疸は肝胆疾患や溶血性貧血でみられる。
53 巨赤芽球性貧血では黄疸がみられる。	53 ☐ ×：巨赤芽球性貧血 → 溶血性貧血
54 うっ血性心不全では血漿膠質浸透圧低下による浮腫がみられる。	54 ☐ ×：ネフローゼ症候群や肝疾患など、低蛋白血症となる疾患でみられる。
55 肝硬変では血管透過性亢進による浮腫を生じる。	55 ☐ ×：炎症や腫瘍などでみられる。
56 癌性胸膜炎では静脈圧上昇による浮腫を生じる。	56 ☐ ×：静脈圧上昇 → 血管透過性亢進

57 フィラリア症では血漿膠質浸透圧低下による浮腫がみられる。	57 □ ×：フィラリア症ではリンパ浮腫がみられる。
58 左心不全では下腿浮腫がみられる。	58 □ ×：左心不全 → 右心不全
59 丘疹は続発疹に含まれる。	59 □ ×：続発疹 → 原発疹
60 びらんは続発疹の一種である。	60 □ ○
61 潰瘍は原発疹の一種である。	61 □ ×：原発疹 → 続発疹
62 痂皮は原発疹の一種である。	62 □ ×：原発疹 → 続発疹
63 クモ状血管腫は肝硬変でみられる。	63 □ ○
64 顔面の蝶形紅斑は関節リウマチでみられる。	64 □ ×：関節リウマチ → 全身性エリテマトーデス
65 ベーチェット病では発疹はみられない。	65 □ ×：結節性紅斑がみられる。
66 パーキンソン病では発疹がみられる。	66 □ ×：発疹はみられない。
67 メニエール病では発疹はみられない。	67 □ ○
68 アトピー性皮膚炎では紫斑がみられる。	68 □ ×：紫斑 → 湿疹病変 紫斑は出血性の疾患でみられる。
69 ネフローゼ症候群では手掌紅斑がみられる。	69 □ ×：ネフローゼ症候群 → 肝硬変
70 アジソン病では赤色皮膚線条がみられる。	70 □ ×：アジソン病 → クッシング症候群
71 嗄声は顔面神経障害でみられる。	71 □ ×：顔面神経 → 反回神経
72 構音障害は脳の言語野の障害でおこる。	72 □ ×：構音障害 → 失語症
73 球麻痺では構音障害がみられる。	73 □ ○
74 ウェルニッケ野の障害で運動性失語症となる。	74 □ ×：運動性 → 感覚性
75 感覚性失語症では自発言語は不可能である。	75 □ ×：不可能 → 可能
76 化膿性リンパ節炎ではリンパ節に圧痛を生じる。	76 □ ○
77 悪性リンパ腫ではリンパ節に圧痛を生じる。	77 □ ×：圧痛は伴わない。
78 白血病ではリンパ節に圧痛を生じる。	78 □ ×：圧痛は伴わない。

79 伝染性単核球症ではリンパ節に圧痛を生じる。	79 □ ×：圧痛は伴わない。
80 先端巨大症では下顎の突出がみられる。	80 □ ○
81 ジフテリアでは痙笑がみられる。	81 □ ×：ジフテリア → 破傷風
82 プランマー病では甲状腺の腫大がみられる。	82 □ ○：機能性甲状腺腫であり、結節性甲状腺腫（しこり）がみられる。
83 腎不全では上眼瞼に浮腫がみられる。	83 □ ○
84 ホルネル症候群では眼振、眼球陥凹、縮瞳を生じる。	84 □ ×：眼振 → 眼瞼下垂 眼球陥凹はヒトでは出現しない。
85 顔面神経麻痺では眼瞼下垂がみられる。	85 □ ×：眼瞼下垂 → 兎眼
86 動眼神経麻痺では眼瞼下垂がみられる。	86 □ ○
87 重症筋無力症では眼瞼下垂がみられる。	87 □ ○
88 小脳障害では眼振がみられる。	88 □ ○
89 感音性難聴は中耳の障害で生じる。	89 □ ×：中耳 → 内耳、聴神経、中枢
90 リンネ試験は深部感覚障害をみる検査である。	90 □ ×：深部感覚障害 → 聴力（伝音性難聴）
91 尿毒症ではアセトン臭がみられる。	91 □ ×：アセトン臭 → 尿臭
92 糖尿病性昏睡ではアセトン臭がみられる。	92 □ ○
93 肝性昏睡ではアセトン臭がみられる。	93 □ ×：アセトン臭 → 肝性口臭
94 アフタは咽頭に生じる。	94 □ ×：咽頭 → 口腔粘膜
95 カーテン徴候は扁桃に生じる。	95 □ ×：扁桃 → 咽頭後壁
96 偽膜形成は口蓋垂に生じる。	96 □ ×：口蓋垂 → 扁桃・咽頭周囲
97 コプリック斑は頬粘膜に生じる。	97 □ ○：麻疹でみられる。
98 悪性貧血ではアフタ性口内炎がみられる。	98 □ ×：アフタ性口内炎 → ハンター舌炎
99 くる病ではハンター舌炎がみられる。	99 □ ×：くる病 → 悪性貧血
100 ビタミンA欠乏症では口角炎がみられる。	100 □ ×：ビタミンA → ビタミンB$_2$、B$_6$

101 潰瘍性大腸炎ではう歯がみられる。	101 □ ×：潰瘍性大腸炎 → シェーグレン症候群
102 肺結核ではロザリオ胸がみられる。	102 □ ×：肺結核 → くる病
103 肺気腫では漏斗胸がみられる。	103 □ ×：漏斗胸 → 樽状胸
104 肺線維症では樽状胸がみられる。	104 □ ×：肺線維症 → 肺気腫
105 糖尿病では女性化乳房がみられる。	105 □ ×：糖尿病 → 肝硬変
106 関節リウマチではスワンネック変形がみられる。	106 □ ○
107 関節リウマチではクモ状指がみられる。	107 □ ×：関節リウマチ → マルファン症候群
108 骨粗鬆症ではボタン穴変形がみられる。	108 □ ×：骨粗鬆症 → 関節リウマチ
109 骨軟化症では尺側偏位がみられる。	109 □ ×：骨軟化症 → 関節リウマチ
110 スワンネック変形ではPIP関節が屈曲し、DIP関節が過伸展する。	110 □ ×：スワンネック変形 → ボタン穴変形
111 鷲手ではPIP関節が過伸展、DIP関節が屈曲する。	111 □ ×：鷲手 → スワンネック変形
112 ボタン穴変形は変形性関節症の一種である。	112 □ ×：関節リウマチでみられる。
113 太鼓ばち状指はファロー四徴症でみられる。	113 □ ○：チアノーゼを伴う先天性心疾患
114 ヘバーデン結節は変形性関節症の一種である。	114 □ ○
115 肺気腫では打診で清音が生じる。	115 □ ×：清音 → 鼓音（過共鳴音）
116 胸水貯留では打診で濁音が生じる。	116 □ ○
117 気胸では打診で過共鳴音が生じる。	117 □ ○
118 胸膜炎では打診で鼓音が生じる。	118 □ ×：鼓音 → 濁音
119 肝腫大では清音域の拡大がみられる。	119 □ ×：拡大 → 縮小
120 気管支炎では呼吸音が減弱する。	120 □ ×：減弱 → 増強
121 気胸では呼吸音が増強する。	121 □ ×：増強 → 減弱
122 肺結核では呼吸音が増強する。	122 □ ○

123 捻髪音は連続性ラ音である。	123 □ ×：連続性 → 断続性
124 間質性肺炎では、聴診で捻髪音が聴取される。	124 □ ○：ベルクロ・ラ音と呼ばれる。
125 気管支喘息では、聴診で水泡音が聴取される。	125 □ ×：水泡音 → 笛音
126 I音は心雑音の一種である。	126 □ ×：正常心音である。
127 I音は動脈弁の閉鎖音である。	127 □ ×：動脈弁 → 房室弁
128 ロブジング徴候は腹膜刺激症状である。	128 □ ○
129 急性腹膜炎ではケルニッヒ徴候がみられる。	129 □ ×：ケルニッヒ徴候は髄膜炎などでみられる髄膜刺激症状である。
130 急性腹膜炎ではブルンベルグ徴候がみられる。	130 □ ○：腹膜刺激症状
131 急性腹膜炎ではロンベルグ徴候がみられる。	131 □ ×：ロンベルグ徴候は運動失調でみられる。
132 急性腹膜炎ではバビンスキー徴候がみられる。	132 □ ×：バビンスキー徴候は錐体路障害でみられる。
133 クールボアジェ徴候は食道癌でみられる。	133 □ ×：胆管癌や膵癌でみられる。
134 ブルンベルグ徴候は髄膜刺激症状である。	134 □ ×：髄膜刺激症状 → 腹膜刺激症状
135 虫垂炎ではマックバーネー点に圧痛を認める。	135 □ ○
136 肋骨脊柱角の叩打痛は慢性膵炎でみられる。	136 □ ×：慢性膵炎 → 腎盂腎炎、尿路結石
137 上肢長は肩峰から尺骨茎状突起を計測する。	137 □ ×：尺骨 → 橈骨
138 上腕長は肩峰から上腕骨外側上顆を計測する。	138 □ ○
139 下肢長は上前腸骨棘から脛骨内果を計測する。	139 □ ○
140 大腿周径は最大周径で計測する。	140 □ ×：外側膝関節裂隙より一定の距離で計測する。
141 前腕周径は前腕中央部で計測する。	141 □ ×：最大膨隆部で計測する。
142 下腿周径は最大周径で計測する。	142 □ ○
143 生命兆候とは呼吸、脈拍、血糖、体温を指す。	143 □ ×：血糖 → 血圧
144 呼吸停止、心拍停止、体温低下を死の三徴候という。	144 □ ×：体温低下 → 瞳孔散大

145 成人男性の一回換気量は約1～2Lである。	145 □ ×：1～2 L → 500 mL
146 糖尿病性昏睡ではチェーン・ストークス呼吸がみられる。	146 □ ×：チェーン・ストークス呼吸 → クスマウル呼吸
147 肺気腫ではビオー呼吸がみられる。	147 □ ×：ビオー呼吸 → 口すぼめ呼吸
148 バセドウ病では徐脈がみられる。	148 □ ×：徐脈 → 頻脈（甲状腺機能亢進症）
149 発熱時には徐脈となる。	149 □ ×：徐脈 → 頻脈
150 鉄欠乏性貧血では徐脈がみられる。	150 □ ×：徐脈 → 頻脈
151 甲状腺機能低下症では頻脈がみられる。	151 □ ×：頻脈 → 徐脈
152 血圧は触診法よりも聴診法の方が高く測定される。	152 □ ○
153 血圧測定時には肘関節を屈曲させる。	153 □ ×：屈曲 → 伸展
154 血圧は心収縮期に最低となる。	154 □ ×：最低 → 最大
155 最高血圧と最低血圧の差を脈圧という。	155 □ ○
156 最高血圧と最低血圧の和の1/2を平均血圧という。	156 □ ×：平均血圧＝最低血圧＋脈圧÷3で求められる。
157 仮面高血圧とは、診察室血圧が家庭血圧より高いものをいう。	157 □ ×：高い → 低い
158 白衣高血圧は高齢者に多い。	158 □ ○
159 高血圧は動脈硬化の危険因子である。	159 □ ○
160 結核では発熱がみられる。	160 □ ○：感染症では発熱がみられることが多い。
161 甲状腺機能低下症では発熱がみられる。	161 □ ×：低体温となる。
162 皮膚筋炎では発熱がみられる。	162 □ ○：膠原病
163 肺癌では低体温となる。	163 □ ×：腫瘍では発熱がみられることが多い。
164 稽留熱は日差変動が1℃以上である。	164 □ ×：1℃以上 → 1℃以内
165 マラリアでは弛張熱がみられる。	165 □ ×：弛張熱 → 間欠熱、周期熱

166 下顎反射は皮膚反射の一種である。	166 □ ×：皮膚反射 → 深部反射
167 腹壁反射は深部反射の一種である。	167 □ ×：深部反射 → 皮膚反射
168 挙睾筋反射は皮膚反射の一種である。	168 □ ○
169 肛門反射は深部反射の一種である。	169 □ ×：深部反射 → 皮膚反射
170 角膜反射は表在反射の一種である。	170 □ ○
171 病的反射は錐体外路徴候である。	171 □ ×：錐体外路 → 錐体路
172 頚椎症性脊髄症では深部腱反射が減弱する。	172 □ ×：減弱 → 亢進 脊髄（錐体路）が障害されるため。
173 バビンスキー反射は錐体外路障害でみられる。	173 □ ×：錐体外路 → 錐体路
174 バレー徴候は前庭機能障害をみる検査である。	174 □ ×：前庭機能障害 → 錐体路障害
175 歯車現象は錐体路障害でみられる。	175 □ ×：錐体路 → 錐体外路
176 痙縮は錐体外路徴候である。	176 □ ×：錐体外路 → 錐体路
177 固縮は錐体外路徴候である。	177 □ ○：硬直、強剛ともいう。
178 鉛管現象は脊髄後索の障害でみられる。	178 □ ×：錐体外路障害でみられる。
179 上下肢を投げ出すような粗大な不随意運動をアテトーゼという。	179 □ ×：アテトーゼ → バリズム
180 指をくねらすなどの四肢の緩徐な持続性運動をジストニアという。	180 □ ×：ジストニア → アテトーゼ
181 突発的、無目的な急速な運動や発声をバリズムという。	181 □ ×：バリズム → チック
182 運動麻痺は錐体外路徴候である。	182 □ ×：脳や脊髄、末梢神経、筋肉いずれかの障害でみられる。
183 両側上下肢の麻痺を全麻痺という。	183 □ ○
184 一側上下肢の麻痺を片麻痺という。	184 □ ○
185 両側上肢の麻痺を対麻痺という。	185 □ ×：上肢 → 下肢
186 一側上肢または下肢の麻痺を単麻痺という。	186 □ ○

187 閉脚起立時に閉眼すると倒れる場合、大脳基底核の障害が疑われる。	**187** ☐ ×：ロンベルグ試験であり、脊髄後索の障害が疑われる。
188 ロンベルグ試験は錐体路障害をみる検査である。	**188** ☐ ×：脊髄後索の障害の有無をみる検査である。
189 ロンベルグ徴候は小脳障害で陽性となる。	**189** ☐ ×：陽性 → 陰性
190 手回内回外試験は複合感覚の検査である。	**190** ☐ ×：複合感覚 → 小脳失調
191 指鼻試験は運動失調の検査である。	**191** ☐ ○
192 皮膚書字試験は運動失調の検査である。	**192** ☐ ×：運動失調 → 複合感覚
193 ケルニッヒ徴候は腹膜刺激症状である。	**193** ☐ ×：腹膜刺激症状 → 髄膜刺激症状
194 ブルジンスキー徴候は髄膜刺激症状である。	**194** ☐ ○
195 JCSは覚醒の程度によって意識障害を分類している。	**195** ☐ ○
196 JCSでは数字が大きくなるほど意識障害が軽いことを意味する。	**196** ☐ ×：軽い → 重い
197 昏迷は傾眠より重い意識障害である。	**197** ☐ ○
198 見当識障害では時間、場所、物が認識できなくなる。	**198** ☐ ×：物 → 人物
199 意図的な運動動作ができないものを観念失行という。	**199** ☐ ×：観念失行 → 観念運動失行
200 道具の使用方法がわからなくなるものを観念運動失行という。	**200** ☐ ×：観念運動失行 → 観念失行
201 構成失行では左右がわからなくなる。	**201** ☐ ×：構成失行 → 左右失認
202 スパーリングテストは腰椎椎間板ヘルニアの検査である。	**202** ☐ ×：腰椎 → 頸椎
203 アドソンテストは手根管症候群の検査である。	**203** ☐ ×：手根管症候群 → 胸郭出口症候群
204 エデンテストは尺骨神経麻痺の検査である。	**204** ☐ ×：尺骨神経麻痺 → 胸郭出口症候群
205 ファレンテストは胸郭出口症候群の検査である。	**205** ☐ ×：胸郭出口症候群 → 手根管症候群
206 ライトテストは胸郭出口症候群の検査である。	**206** ☐ ○

207 ヤーガソンテストは上腕三頭筋の検査である。

207 □ ×：上腕三頭筋 → 上腕二頭筋長頭

208 パトリックテストは梨状筋症候群の検査である。

208 □ ×：梨状筋症候群 → 変形性股関節症

209 ラックマンテストは膝前十字靭帯の検査である。

209 □ ○

210 ティネル徴候は橈骨神経麻痺で陽性となる。

210 □ ×：橈骨神経麻痺 → 手根管症候群

211 ペインフルアーク徴候は五十肩で陽性となる。

211 □ ×：五十肩 → 腱板損傷

212 トレンデレンブルグ徴候は変形性膝関節症で陽性となる。

212 □ ×：変形性膝関節症
　　　 → 中臀筋筋力低下

213 アリス徴候は腰椎椎間板ヘルニアで陽性となる。

213 □ ×：腰椎椎間板ヘルニア
　　　 → 発育性股関節症

214 モーレイテストは胸郭出口症候群の検査である。

214 □ ○

215 トーマステストは膝関節の半月板の検査である。

215 □ ×：変形性股関節症の検査である。

216 マックマレーテストは頸部の腕神経叢圧迫テストである。

216 □ ×：半月板損傷の検査である。

217 サルモネラ菌の食中毒は致死率が高い。

217 □ ×：1週間以内で回復する。

218 腸炎ビブリオの食中毒は致死率が高い。

218 □ ×：2-3日で回復する。

219 ボツリヌス菌の食中毒は致死率が高い。

219 □ ○

220 子宮筋腫は閉経後に悪化する。

220 □ ×：子宮筋腫はエストロゲンによって
発育するため、閉経後は悪化しない。

221 関節リウマチは閉経後に悪化する。

221 □ ×：閉経前後に発症する女性が多い。

222 骨粗鬆症は閉経後に悪化する。

222 □ ○：エストロゲンが減少するため。

223 腰椎分離症は発育期に多いスポーツ障害である。

223 □ ○：ジャンプや腰の回旋の繰り返しで
発症しやすい。

224 オスグット病は中高年に多いスポーツ障害である。

224 □ ×：中高年 → 発育期

225 アキレス腱断裂は発育期に多いスポーツ障害である。

225 □ ×：発育期 → 中高年

226 踵骨骨端症は発育期に多いスポーツ障害である。

226 □ ○

2 ▶臨床検査法

一般検査

☐ 尿は（夜間）に濃縮されるため、一般的には（早朝起床時）の尿を採取する。

☐ 正常な尿量は（1000～1500）mL/日であり、色調は（麦わら）色である。

☐ 尿中の水分と、水分以外の物質の割合を（尿比重）といい、正常では（1.01～1.03）程度であるが、（尿崩症）など尿の濃縮力が低下すると（低下）する。

☐ 正常な尿のpHは約（6.0）であるが、（食事）や（運動）などの影響を受けて変動しやすい。

項目	異常状態		原因・疾患
尿量	多尿：（3000）ml/日以上		（尿崩症）、（糖尿病）、多飲
	乏尿：（400）ml/日以下		急性（腎不全）、脱水、浮腫、（心）不全
	無尿：（100）ml/日以下		腎炎、（ネフローゼ）症候群、ショック
	（頻尿）：尿回数増加		（膀胱炎）、尿道炎、前立腺炎、腎盂腎炎
	（尿閉）：全く出ない		（前立腺肥大症）、尿管結石、腫瘍、膀胱麻痺
色調	無色、薄い		腎不全、（糖尿病）、（尿崩症）、多飲
	黄褐色［（ビリルビン）尿］		（肝細胞）性黄疸、（閉塞）性黄疸
	赤色［（血尿）］		尿路の（出血）、腎炎、腎盂腎炎、（尿路結石）
	乳白色［（乳び）尿］		脂肪（リンパ液）の混入、（フィラリア）症
臭気	アンモニア臭		膀胱炎
	甘酸っぱい臭気		重症（糖尿病）や飢餓による（ケトン体）の混入
pH	アルカリ性		（尿路感染）症、嘔吐
	酸性		（糖尿病）、脱水、運動後、（飢餓）状態

☐ 尿タンパクは正常では（検出されない）が、激しい（運動）や（月経）前では一過性にみられることがある。

☐ （ネフローゼ）症候群では、糸球体障害により大量のタンパクが尿中に排泄される。

☐ 尿糖は正常では（200）mg/ml以下であるが、持続的な尿糖は（糖尿病）が疑われる。

☐ 尿中のビリルビンは主に（直接）ビリルビンであり、腎機能が正常であれば通常（間接）ビリルビンは出現しない。

☐ 肝・胆障害で（胆汁うっ滞）があると血中・尿中ビリルビンが（増加）する。

☐ 溶血性貧血では血中（間接）ビリルビンが増加し（黄疸）が出現するが、非水溶性であるため、（ビリルビン尿）は出現しない。

☐ ケトン体は（糖尿病）や（飢餓）時など糖質からのエネルギー供給がない時に（肝臓）で合成され、（尿）中に排泄される。

☐ 尿中への（血液）の混入は尿路の（炎症）や（損傷）が疑われる。

☐ 多量の白血球が混入した尿を（膿尿）といい、尿路の（炎症）性疾患でみられる。

☐ 尿中の細胞成分と結晶成分を分離して顕微鏡などでその性状を調べる検査を（尿沈渣）検査という。

☐ 鉛筆様便は（大腸癌）などにより大腸下部に狭窄があるとみられる。

☐ 粘血便は（赤痢）や腸炎ビブリオ、潰瘍性大腸炎などでみられる。

☐ タール便は（黒色）の便で、（胃・十二指腸潰瘍）や食道静脈瘤破裂など（上部消化管出血）でみられる。

☐ 鮮紅色の血便は（直腸癌）や痔など（大腸下部）の出血でみられる。

☐ 髄液は正常では（無色透明）であるが、黄色透明であるものを（キサントクロミー）といい、脳実質や髄膜の（古い出血）を示す。

☐ 赤血球数やヘマトクリット（Ht）、ヘモグロビン（Hb）は多血症（赤血球増多症）や脱水で（増加）し、（貧血）で減少する。

血液検査項目	特徴	基準値
赤血球数	（骨髄）で産生され、肝臓や（脾臓）で破壊される。寿命は約（120日）である。	男性：（450〜550万）/mm^3 女性：（350〜500万）/mm^3
ヘマトクリット	血液中の（赤血球）の割合。	男性：（40〜50）% 女性：（35〜47）%
ヘモグロビン	（鉄）を含む赤色の色素タンパクで、赤血球中に含まれ、（酸素）の運搬に関与する。	男性：（14〜18）g/dL 女性：（12〜16）g/dL
網赤血球数	骨髄で産生されたばかりの（幼若）な赤血球。（溶血）性貧血で増加し、（再生不良）性貧血で低下する。	3〜13万/mm^3 （赤血球中の0.5〜2.0％）
白血球数	感染症、熱傷、心筋梗塞、悪性腫瘍などで（増加）し、ウイルス感染症、再生不良性貧血などで（低下）する。	（4000〜9000）/mm^3
血小板数	特発性血小板減少性紫斑病や（再生不良）性貧血、（肝硬変）などで低下する。	（15〜40万）/mm^3

- 血液中の赤血球・白血球・血小板の全ての血球成分が減少することを（汎血球減少）といい、（全身性エリテマトーデス）（SLE）、（再生不良）性貧血、（巨赤芽球）性貧血、急性（白血病）、骨髄線維症などでみられる。

- （赤血球沈降速度：赤沈）は赤血球が試薬内を沈んでいく速さで、赤沈棒に抗凝固剤を加えた血液を入れ、（1時間）後に管上部の血漿層の高さを測定する。

- 赤沈の正常値（1時間値）は成人男性で（10）mm以下、成人女性で（15）mm以下である。

- 赤血球は負に荷電しているため、負に荷電する赤血球や（アルブミン）が減ると赤沈が（亢進）し、正に荷電するグロブリンやフィブリノーゲンが増加すると赤沈が（遅延）する。

赤沈亢進	（貧血）、妊娠、（炎症）性疾患（感染症、悪性腫瘍、膠原病など）、ネフローゼ症候群
赤沈遅延	脱水、多血症、（播種性血管内凝固症候群）（DIC）

出血・凝固検査	臨床的意義・基準値	延長する疾患
出血時間	（血小板）数・機能の低下や（血管壁）の脆弱性を調べる。基準値：（5分）以内	（血小板減少）症、（肝硬変）、播種性血管内凝固症候群（DIC）
プロトロンビン時間（PT）	（外因）性血液凝固系の異常がわかる。基準値：10～12秒	劇症肝炎、肝硬変、播種性血管内凝固症候群（DIC）
活性化部分トロンボプラスチン時間（APTT）	（内因）性血液凝固系の異常がわかる。基準値：30～40秒	（血友病）、肝硬変、播種性血管内凝固症候群（DIC）

生化学検査

- 生化学検査は血液［主に（血清）］の化学成分を定性・定量する検査である。

項目（血清中）	
総蛋白	（アルブミン）が60％、（グロブリン）が20％を占める。出血、（肝硬変）、（ネフローゼ）症候群で減少する。
アルブミン	（肝臓）で合成される。（肝硬変）、（ネフローゼ）症候群で減少する。
γ-グロブリン	（免疫）グロブリン［（抗体）］を含み、（形質細胞）により合成される。（アレルギー）、（感染症）で増加する。
血中尿素窒素［（BUN）］	尿素は（肝臓）でアンモニアから合成され、（尿中）に排泄される。高タンパク食、消化管出血、（腎）機能障害で増加する。
アンモニア	（アミノ酸）の分解により生じる。アミノ酸代謝異常、（肝）障害、（尿毒症）、ショックで増加する。

クレアチニン	（筋肉）に存在するクレアチンの代謝物で、（尿）中に排泄される。（腎）機能障害で増加する。
尿酸（UA）	（プリン体）の最終代謝産物で、（尿中）に排泄される。高尿酸血症、（痛風）、白血病、（アルコール）摂取で増加する。
血糖（BS）	空腹時血糖値126 ㎎/dℓ以上で（糖尿病）と診断される。
総コレステロール	大部分は（肝臓）で合成され、（胆汁酸）や（ホルモン）の原料となる。脂質異常症、（糖尿病）、甲状腺機能（低下）症、（ステロイド）投与などで増加し、（肝）障害、甲状腺機能（亢進）症などで低下する。
HDLコレステロール	（余剰）なコレステロールを回収する（善玉）コレステロール。（低下）すると動脈硬化、虚血性心疾患のリスクが増加する。
LDLコレステロール	末梢組織にコレステロールを運搬する（悪玉）コレステロール。（増加）すると動脈硬化、虚血性心疾患のリスクが増加する。
中性脂肪（TG：トリグリセリド）	生体内の代表的な（エネルギー）貯蔵物質。（糖尿病）、甲状腺機能（低下）症、下垂体機能低下症、（クッシング）症候群、急性・慢性（膵炎）、（ネフローゼ）症候群、アルコール依存症などで増加する。
間接（非抱合型）ビリルビン	破壊された赤血球の（ヘモグロビン）から合成される（非水溶）性のビリルビン。（溶血性貧血）で増加する。
直接（抱合型）ビリルビン	間接ビリルビンが（肝臓）でグルクロン酸抱合を受けて生成する（水溶）性のビリルビン。（胆汁）中の成分として（十二指腸）に排泄される。（肝）障害や（胆石）症など胆汁うっ滞があると血中に増加する。
アルカリフォスファターゼ（ALP）	（肝）、小腸上皮細胞、（骨芽）細胞、胎盤などに多く含まれ、（閉塞）性黄疸、肝炎、（肝硬変）、原発性肝癌、（骨）疾患などで増加する。
トランスアミナーゼ（AST、ALT）	ASTは（肝）、（心筋）、（骨格筋）、腎などに分布し、ALTは（肝）での活性が高い。（肝）障害では、AST、ALTともに上昇し、（心筋梗塞）、（筋ジストロフィー）ではASTのみ上昇する。
γ-GTP	（胆道）疾患、（アルコール）性肝障害、肝障害（肝炎、肝硬変、肝癌）で上昇する。
乳酸脱水素酵素（LDH）	（あらゆる組織）に分布し、細胞障害により血液中に逸脱する。
クレアチンキナーゼ（CK）	（骨格筋）、（心筋）、脳、平滑筋に存在する。（心筋梗塞）や（骨格筋）障害で増加する。
C反応性タンパク	（炎症）マーカーであり、（炎症）性疾患で増加する。
ASO、ASK	（溶連菌）感染により体内で産生される抗体で、（猩紅熱）、（急性糸球体腎炎）、（リウマチ熱）で上昇する。

感染症の検査	疾患
STS法、TPHA法	（梅毒）
ウィダール反応	（腸チフス）・（パラチフス）
ワイル・フェリックス反応	リケッチア感染症：（発疹チフス）、日本紅斑熱、ツツガムシ病
ボールバンネル反応	（伝染性単核症）
ツベルクリン反応	（結核）

- [ ] 針反応は、皮膚に（無菌）針を穿刺し、24〜48時間後の発赤・腫脹をみる検査で（ベーチェット病）で陽性となる。

- [ ] 低カリウム血症の原因として、（嘔吐）・（下痢）による消化管からの排泄、（利尿薬）投与や（アルドステロン）症、クッシング症候群などによる尿中への排泄増加、甲状腺機能（亢進）症による血中から細胞内への移動などがある。

- [ ] 高カリウム血症の原因として、（腎不全）や（アジソン）病による尿中への排泄低下や（代謝性アシドーシス）による細胞内からの放出などがある。

生理学的検査および画像診断の概要

- [ ] 心電図検査（ECG）は、心臓の（電気的活動）を体外の電極で記録するもので、（刺激伝導系）の電気的異常や（不整脈）の診断に有用である。両手両足と胸部に6ヶ所の計10ヶ所に電極をつけ、12個の波形を得る（標準12誘導）心電図が広く用いられる。

- [ ] 筋電図検査（EMG）は骨格筋の（活動電位）を記録する運動機能検査で、筋肉に（針）を刺入して測定する（針筋電図）。

- [ ] 脳波検査（EEG）は脳内神経の（自発的）電気活動を頭皮上から記録したもので、（意識）障害、（睡眠）障害、（てんかん）の診断に有用である。

- [ ] 呼吸機能検査は（スパイロメーター）を用いて、肺活量などの（肺気量分画）を測定するもので、（閉塞）性換気障害や（拘束）性換気障害の診断に有用である。

- [ ] 超音波検査は超音波を対象物に当ててその（反響）（＝エコー）を映像化する画像検査法で、検査による痛みや副作用が少ない（低侵襲）性の検査である。（心臓）、腹部（実質）臓器、（乳房）、前立腺の検査に有用であるが、超音波は空気中を伝播しにくいため、空気を多く含む（肺）や（腸管）などの臓器の観察は困難である。

- [ ] 放射線検査には、（X線）を使用する検査や（ラジオアイソトープ）を使用する核医学検査がある。

- [ ] X線検査には（単純X線）撮影や（造影剤）を用いる造影検査、断層像を撮影する（CT）などがある。

- [ ] CT検査は（X線）による画像を（断層）像として撮影したもので、心臓、大動脈、気管支・

肺などの（胸部）、肝臓、腎臓などの（腹部）の病変の描出に優れる。

☐ MRI検査は、強い（磁石）と（電磁波）を使って体内の状態を（断面）像として描写する検査で、特に（脳）や脊椎、四肢、子宮・卵巣・前立腺といった骨盤内の病変に関して優れた検出能力を持つ。

☐ PET（陽電子放出断層撮影）検査は（放射）性薬剤を体内に投与し、細胞の（活動状況）を画像化する検査で、（がん）、（脳）、心臓などの診断に有用である。

その他

☐ 腫瘍マーカーは（腫瘍細胞）が産生している物質で、癌の存在、（部位）、（種類）、（進行）度を反映する「目印」となる。

☐ 腫瘍マーカーは（癌以外）の病変でも増加することもあるため［→（偽陽性）］、いくつかの腫瘍マーカーを組み合わせて判断する。

腫瘍マーカー	陽性
AFP	（肝細胞）癌
PIVKA-Ⅱ	（肝細胞）癌
CYFRA	（肺扁平上皮）癌
CEA	（消化器）系腫瘍（大腸癌、膵癌、胆管癌など）、肺癌、乳癌
CA19-9	（膵臓）癌、大腸癌、（胆道）系腫瘍
CA125	（卵巣）癌、（子宮）癌、乳癌、膵臓癌、肺癌、大腸癌
SCC	（肺扁平上皮）癌、子宮頸癌、（食道）癌
PSA	（前立腺）癌

MEMO

2 ▶ 臨床検査法 Q&A

Question	Answer
1 1日の正常な尿量は約3Lである。	**1** □ ×：3L → 1〜1.5L
2 尿比重とは尿の濃さのことである。	**2** □ ○
3 尿の濃縮力が低下すると尿比重は増加する。	**3** □ ×：増加 → 低下
4 尿崩症では低比重尿がみられる。	**4** □ ○
5 急性腎不全では多尿がみられる。	**5** □ ×：多尿 → 乏尿、無尿
6 尿路結石症では乏尿がみられる。	**6** □ ×：乏尿 → 血尿
7 飢餓状態ではアルカリ尿がみられる。	**7** □ ×：アルカリ尿 → 酸性尿
8 急性糸球体腎炎ではビリルビン尿がみられる。	**8** □ ×：肝胆疾患などで血中ビリルビン濃度が増加した時にみられる。
9 ネフローゼ症候群では膿尿がみられる。	**9** □ ×：膿尿 → タンパク尿
10 尿路結石ではタンパク尿がみられる。	**10** □ ×：タンパク尿 → 血尿
11 前立腺肥大症では褐色尿がみられる。	**11** □ ×：褐色尿 → 尿閉
12 胆石症では尿中ビリルビンの増加がみられる。	**12** □ ○
13 膵臓癌では尿中ビリルビンは増加しない。	**13** □ ×：膵頭部癌により胆管が閉塞すると、胆汁が血中に漏出し、尿中に排泄される。
14 急性肝炎では尿中ビリルビンが増加する。	**14** □ ○
15 溶血性貧血では尿中ビリルビンが増加する。	**15** □ ×：溶血性貧血では間接ビリルビンが増加する。
16 糖尿病性ケトアシドーシスでは尿中ケトン体が陽性となる。	**16** □ ○
17 乳び尿は多数の好中球が混入した尿である。	**17** □ ×：多数の好中球 → 脂肪（リンパ液）
18 潰瘍性大腸炎では鉛筆様便がみられる。	**18** □ ×：潰瘍性大腸炎 → 大腸癌
19 細菌性赤痢ではタール便がみられる。	**19** □ ×：タール便 → 粘血便

20 直腸癌ではタール便がみられる。

20 □ ×：タール便 → 鮮紅色の血便

21 正常な髄液は黄色透明である。

21 □ ×：黄色透明 → 無色透明

22 キサントクロミーはくも膜下出血発症3-4日後にみられる。

22 □ ○：古い出血を表す。発症直後は血性髄液がみられる。

23 赤血球数は成人男性で約5000/㎜³である。

23 □ ×：5000 → 500万

24 赤血球中のヘモグロビンの割合をヘマトクリットという。

24 □ ×：Htは血液中の赤血球の割合である。

25 ヘモグロビン濃度15 g/dLは貧血である。

25 □ ×：正常範囲である。

26 網赤血球数は溶血性貧血で増加する。

26 □ ○

27 全身性エリテマトーデスでは白血球の増加がみられる。

27 □ ×：増加 → 減少。SLEでは汎血球減少がみられる。

28 高尿酸血症では白血球数の減少がみられる。

28 □ ×：減少 → 増加。
関節に集積した尿酸塩結晶を攻撃し、激痛を引き起こす（痛風）。

29 関節リウマチでは白血球数の減少がみられる。

29 □ ×：減少 → 増加

30 悪性貧血では白血球数の増加がみられる。

30 □ ×：増加 → 減少
巨赤芽球性貧血の一種であり、汎血球減少がみられる。

31 関節リウマチでは汎血球減少がみられる。

31 □ ×：赤血球数は減少するが、白血球数、血小板数は増加する。

32 溶血性貧血では汎血球減少がみられる。

32 □ ×：赤血球数のみ減少する。

33 重症筋無力症では汎血球減少がみられる。

33 □ ×：みられない。

34 貧血では赤沈が遅延する。

34 □ ×：遅延 → 亢進
赤血球数が減少するため。

35 炎症性疾患では赤沈亢進がみられる。

35 □ ○

36 DICでは赤沈亢進がみられる。

36 □ ×：亢進 → 遅延

37 血小板減少性紫斑病では出血時間が延長する。

37 □ ○

38 血友病ではPT延長がみられる。

38 □ ×：PTは正常。APTTが延長する。

39 ネフローゼ症候群では低アルブミン血症がみられる。

39 □ ○

40 肝硬変では血中アルブミンが増加する。

40 □ ×：増加 → 低下

41 γ-グロブリンは感染症で低下する。

41 □ ×：低下 → 増加

42 腎障害ではBUNが低下する。

42 □ ×：低下 → 増加

43 アンモニアは肝臓で尿素に代謝される。

43 □ ○

44 血中アンモニアは肝障害で低下する。

44 □ ×：低下 → 増加

45 クレアチニンは筋肉中に存在する貯蔵エネルギーである。

45 □ ×：クレアチニン → クレアチン

46 血中クレアチニンは肝障害で増加する。

46 □ ×：肝障害 → 腎障害

47 痛風では血中尿酸濃度が増加する。

47 □ ○

48 空腹時血糖100mg/dL以上で糖尿病と診断される。

48 □ ×：100 mg/dL → 126 mg/dL

49 コレステロールは大部分が食物からの摂取である。

49 □ ×：大部分が肝臓で合成される。

50 バセドウ病では血清コレステロール値が低下する。

50 □ ○：甲状腺機能亢進症

51 HDLコレステロールの増加は動脈硬化の危険因子である。

51 □ ×：増加 → 低下

52 溶血性黄疸では血中直接ビリルビンが高値となる。

52 □ ×：直接 → 間接

53 急性肝炎では血中間接ビリルビンが増加する。

53 □ ×：間接 → 直接

54 閉塞性黄疸では血中直接ビリルビンが増加する。

54 □ ○

55 薬剤性肝障害では血中間接ビリルビンが高値となる。

55 □ ×：間接 → 直接

56 溶血性貧血では血中直接ビリルビンが増加する。

56 □ ×：直接 → 間接

57 巨赤芽球性貧血では血中間接ビリルビンが増加する。

57 □ ×：ビリルビンの増加はみられない。

58 肝障害では血清AST、ALTが増加する。

58 □ ○

59 心筋梗塞ではALTが増加する。

59 □ ×：ALT → AST

60 食道炎ではγ-GTPの上昇がみられる。

60 □ ×：γ－GTPはアルコール性肝障害などで上昇する。

61 閉塞性黄疸ではγ-GTPの上昇がみられる。

61 □ ○

62 アルコール性肝障害ではγ-GTPの増加がみられる。

62 □ ○

63 関節リウマチでは血清CK値が上昇する。

63 □ ×：CK上昇はみられない。CKは筋細胞障害で上昇する。

64 多発性筋炎では血清CK値が低下する。

64 □ ×：低下 → 上昇

65 心筋梗塞では血清CK値が上昇する。

65 □ ○

66 筋ジストロフィーでは血清CK値が低下する。

66 □ ×：低下 → 上昇

67 炎症性疾患ではCRP低下がみられる。

67 □ ×：低下 → 増加

68 ASO高値では黄色ブドウ球菌感染が疑われる。

68 □ ×：黄色ブドウ球菌 → 溶連菌

69 急性糸球体腎炎ではASOが上昇する。

69 □ ○：溶連菌感染が原因となることが多い。

70 TPHA反応はクラミジアの血清反応である。

70 □ ×：クラミジア → 梅毒

71 STS反応は梅毒の血清反応である。

71 □ ○

72 ウィダール反応は伝染性単核症の血清反応である。

72 □ ×：伝染性単核症 → 腸チフス・パラチフス

73 ワイル・フェリックス反応は発疹チフスの血清反応である。

73 □ ○：リケッチア感染症の血清反応

74 針反応は腸チフスの診断に用いられる。

74 □ ×：腸チフス → ベーチェット病

75 橋本病では低カリウム血症がみられる。

75 □ ×：みられない。

76 アジソン病では低カリウム血症がみられる。

76 □ ×：低カリウム血症 → 高カリウム血症 アルドステロン低下によりK排泄が低下する。

77 クッシング症候群では血清カリウムが増加する。

77 □ ×：増加 → 低下

78 心電図検査は弁膜症の診断に有効である。	78 □ ×：弁膜症では心エコー検査が必要。
79 脳波検査では脳内神経の誘発的電気活動を記録する。	79 □ ×：誘発的 → 自発的
80 筋電図検査ではスパイロメーターを用いる。	80 □ ×：筋電図検査 → 呼吸機能検査
81 超音波検査は肺疾患の診断に有効である。	81 □ ×：肺など空気を多く含む臓器の観察は困難である。
82 MRIではX線を使用する。	82 □ ×：使用しない。
83 CTではX線を使用する。	83 □ ○
84 胆嚢癌ではAFPの上昇を認める。	84 □ ×：胆嚢癌 → 肝細胞癌
85 肺小細胞癌ではPIVKA-Ⅱの上昇を認める。	85 □ ×：肺小細胞癌 → 肝細胞癌
86 CEAは消化器系の癌で上昇する。	86 □ ○
87 前立腺癌ではCYFRAの上昇を認める。	87 □ ×：CYFRA → PSA
88 膵臓癌ではCA19-9の上昇を認める。	88 □ ○

MEMO

3 ▶治療法

概要

☐ 治療の原則は（自然治癒力）を損なわずに、必要な処置を行うことである。

☐ 原因療法は、病気の（原因）を除去し、（根治）を目指す基本的な治療法である。例として、感染症に対する（抗生物質）の投与や癌の（外科的切除）などがある。

☐ 対症療法は病気の原因を除去するのではなく、（症状の軽減）を目的として行うもので、（姑息）的療法ともいう。

☐ 保存療法は（外科的な手術）による治療ではない治療法で、（内科的薬物）治療や（化学）療法などがある。

☐ 観血的療法（観血的治療）は（出血）を伴う処置で、（外科手術）や（外科的処置）などが該当する。

薬物療法

☐ ある種の化学物質の（選択毒性）を利用して疾患の原因となっている（微生物）や（癌細胞）の増殖を阻害し、さらには体内から駆逐することを目的とする治療法を（化学）療法という。

☐ 本物の薬と同様の外観、味、重さであるが、有効成分を含まない偽物の薬を（プラセボ）といい、これにより治療効果がみられることを（プラセボ）効果という。

食事療法

☐ 糖尿病の食事療法では（カロリー）制限、高血圧の食事療法では（塩分）制限を行う。

☐ 腎機能障害の食事療法では（タンパク）制限、（塩分）制限、（カリウム）制限が行われる。

☐ 痛風では（アルコール）の摂取や（プリン体）の摂取を制限する。

理学療法

☐ 理学療法とは、身体に（障害）がある患者に対し、（運動）機能の維持・改善を目的に運動、温熱、電気、水、光線などの（物理）的手段を用いて行われる治療法で、（物理）療法や（運動）療法などがある。

☐ 物理療法は物理的なエネルギーを利用した理学療法の一種で、（温水）・（冷水）・（電気）・（赤外線）・（紫外線）療法などがある。

☐ 運動療法は、運動により障害や疾患の（改善）や（予防）を図るもので、（整形）疾患、（内科）的疾患の他、（生活習慣）病の改善や予防にも用いられる。

その他の療法

- [ ] レーザー療法は（レーザー光線）を利用した治療法で、強度により（高エネルギー）と（低エネルギー）のレーザー療法に分けられる。

- [ ] 高エネルギーのレーザーは（切開）や（凝固）・（止血）、焼灼などに用いられ、低エネルギーのレーザーは（創傷治癒）促進、（炎症）の治療、（疼痛）の緩和などに用いられる。

- [ ] 麻酔には（全身）麻酔と（局所）麻酔があり、後者には（脊髄くも膜下）麻酔や（硬膜外）麻酔、（伝達）麻酔（神経ブロック）がある。

- [ ] 神経ブロックは主に（末梢神経）に直接または近傍に（局所麻酔薬）などを作用させて、一時的または長期間にわたり（神経機能）を停止させる治療法で、①感覚神経の遮断による（鎮痛）効果、②交感神経の遮断による（血行）改善・発汗抑制効果、③運動神経の遮断による（筋弛緩）効果などがある。また、これらの効果により痛みの（悪循環）を断ち切ることができる。

- [ ] 星状神経節ブロックは頸部の（交感神経節）に局所麻酔薬を注入するもので、（交感神経）遮断により（血流）が改善されるため、（血流障害）による様々な疾患に適応される。

- [ ] 星状神経節ブロックの適応疾患には、（頸椎）疾患（むち打ち、頸肩腕症候群、頸椎ヘルニア、変形性頸椎症、頸椎手術後痛）、（胸郭出口）症候群、神経損傷後の疼痛、突発性（難聴）、（顔面神経）麻痺、（帯状疱疹）後神経痛などがある。

- [ ] 硬膜外ブロックは、硬膜外麻酔と同様に脊柱管内の（硬膜外腔）に局所麻酔薬を注入するもので、椎間板ヘルニア、頸椎症性神経根症、腰部脊柱管狭窄症などの（鎮痛）に適応される。

- [ ] 三叉神経ブロックは（三叉神経痛）に対して、顔面神経ブロックは（顔面痙攣）に対して、腕神経叢ブロックは（頸部脊椎）症、頸肩腕症候群、癌性疼痛、上肢（血行）障害などに対して、肩甲上神経ブロックは（肩関節周囲炎）などの肩痛に対して用いられる。

- [ ] 装具（ブレース）は（関節運動）を制御することで患部の安定や可動性改善を行う補助器具であり、装着部位により（上肢）装具、（下肢）装具、（体幹）装具に分類される。

- [ ] 脊柱側弯症の装具には（アンダーアーム）型、（ミルウォーキー）型があり、前者には（ボストン）型、OMG型など様々なタイプがある。

- [ ] 先天性股関節脱臼の装具には、（リーメンビューゲル）型、（フォンローゼン）型、ランゲ型、バチェラー型、ローレンツ型などがある。

- [ ] ペルテス病の装具には（タヒジャン）装具、西尾式装具、ポゴー・スティック装具などがある。

- [ ] 先天性内反足には（デニスブラウン）型装具が用いられる。

- [ ] 放射線療法は放射線が（細胞分裂・増殖）を抑制することを利用し、（悪性腫瘍）の治療に用いられる。

- [ ] 集中治療とは、生命の危機にある重症患者を（24時間）体制で（先進）医療技術を用いて

集中的に治療するものであり、病院内の（集中治療室）（＝ICU）で行われる。

☐ ICUには（心臓血管）集中治療室（＝CCU）や（脳卒中）集中治療室（＝SCU）、(新生児)集中治療室（＝NICU）などがある。

☐ 透析療法は、（腎機能）が低下した患者に人工的に（血液）中の余分な水分や老廃物を除去し、（血液）をきれいにする治療法で、（血液）透析と（腹膜）透析がある。

☐ 1次救命措置（BLS）とは（心肺）停止傷病者に対して、（医療従事者）に限らず誰でも行える心肺蘇生法であり、（気道）確保や（人工）呼吸、（心臓マッサージ）（胸骨圧迫）により自発的な血液循環の回復を目的とする。

☐ 成人に対する胸骨圧迫（心臓マッサージ）では、（胸の真ん中）に両手を重ね、傷病者の胸が（5cm）沈む程度強く、1分間に少なくとも（100）回のテンポで（30）回連続して絶え間なく圧迫する。

☐ 胸骨圧迫に人工呼吸を加える場合（心肺蘇生）は、胸骨圧迫を（30）回行った後に、人工呼吸を（2）回行う。

☐ 小児（1～8歳未満）に対する胸骨圧迫では、両手または片手で（胸の厚さの1/3）の深さを目安に圧迫し、乳児では（指2本）を胸の真ん中に当て、（胸の厚さの1/3）の深さを目安に圧迫する。

☐ ターミナルケア（終末期医療）では積極的な（延命）治療などは行わず、主に（対症）療法を行う。

☐ 予防接種は人工的に作成した病原体の抗原［＝（ワクチン)］を生体に摂取して（免疫反応）を促し、宿主の（抵抗力）を上げて感染予防を図るもので、（定期）接種と（任意）接種がある。

定期接種	A類：努力義務	DPT-IPV［（ジフテリア）・（百日咳）・（破傷風）・ポリオ］、水痘、BCG［（結核)］、MR［（麻疹）・（風疹)］、日本脳炎、（B型）肝炎、HPV（子宮頸癌）、Hib感染症、小児の肺炎球菌感染症
	B類：高齢者対象	インフルエンザ、肺炎球菌感染症
任意接種		ロタウイルス、（流行性耳下腺炎）、インフルエンザ、（A型）肝炎、髄膜炎

MEMO

3 ▶治療法 Q&A

Question	Answer
1 風邪に対する抗生物質の投与は原因療法である。	**1** □ ×：原因療法 → 対症療法 風邪の原因の多くはウイルスであり、抗生物質では排除できない。
2 姑息的治療は疾患の根治を目指す治療である。	**2** □ ×：姑息的治療 → 原因療法
3 病巣の摘出は保存療法である。	**3** □ ×：保存療法 → 観血的療法
4 悪性腫瘍に対する治療として化学療法がある。	**4** □ ○：その他、外科的切除、放射線療法などが行われる。
5 痛風ではプリン体を多く含む食事を控える。	**5** □ ○
6 腎疾患では高タンパク食にする。	**6** □ ×：タンパク制限を行う。
7 温水療法は理学療法の一種である。	**7** □ ○：物理療法
8 紫外線療法は放射線療法に含まれる。	**8** □ ×：放射線療法 → 物理療法 紫外線は放射線ではない。
9 糖尿病に対して運動量療法が有効である。	**9** □ ○：インスリン抵抗性の改善、血糖低下などの効果がある。
10 低エネルギーレーザー療法は光凝固作用を目的として用いられる。	**10** □ ×：低エネルギー → 高エネルギー
11 低エネルギーレーザー療法は炎症の軽減を目的として用いられる。	**11** □ ○
12 高エネルギーレーザー療法は疼痛の緩和を目的として用いられる。	**12** □ ×：高エネルギー → 低エネルギー
13 低エネルギーレーザー療法は創傷治癒の促進を目的として用いられる。	**13** □ ○
14 星状神経節ブロックは手術の麻酔で使用される。	**14** □ ×：血流改善などに用いられる。
15 腕神経叢ブロックは手術の麻酔で用いられる。	**15** □ ○：腕神経叢に局所麻酔薬を注入して頸部、肩、上肢の痛みを緩和する。
16 顔面神経ブロックは顔面神経麻痺に適応される。	**16** □ ×：顔面神経麻痺 → 顔面痙攣 顔面神経麻痺には星状神経節ブロックが用いられる。

17 星状神経節ブロックは三叉神経痛に用いられる。	**17** □ ×：星状神経節ブロック → 三叉神経ブロック
18 肩甲上神経ブロックは五十肩に用いられる。	**18** □ ○：五十肩＝肩関節周囲炎
19 ボストンブレースはペルテス病に用いられる。	**19** □ ×：ペルテス病 → 脊柱側弯症
20 リューメンビューゲル装具は変形性頸椎症に用いる。	**20** □ ×：変形性頸椎症 → 先天性股関節脱臼
21 フォンローゼン装具は先天性股関節脱臼に用いる。	**21** □ ○
22 デニスブラウン副子は先天性股関節脱臼に用いる。	**22** □ ×：先天性股関節脱臼 → 先天性内反足
23 CCUは脳卒中集中治療室のことである。	**23** □ ×：脳卒中 → 心臓血管
24 静脈路の確保は1次救命措置に含まれる。	**24** □ ×：含まれない。
25 人工呼吸器の使用は1次救命措置に含まれる。	**25** □ ×：含まれない。
26 心電図モニター装着は1次救命措置に含まれる。	**26** □ ×：含まれない。
27 胸骨圧迫は1次救命措置に含まれる。	**27** □ ○
28 胸骨圧迫は1分間に30回行う。	**28** □ ×：30回 → 100回
29 成人に対する胸骨圧迫では胸骨の左上部を圧迫する。	**29** □ ×：胸の真ん中（乳頭と乳頭を結ぶ線の真ん中）
30 成人に対する胸骨圧迫では胸の厚みの1／3沈む程度に圧迫する。	**30** □ ×：5cmの深さで圧迫する。
31 胸骨圧迫は呼気1回の吹込みに対して2回行う。	**31** □ ×：胸骨圧迫30回の後に人工呼吸を2回行う。
32 ジフテリアの予防接種は努力義務である。	**32** □ ○
33 百日咳の予防接種は任意接種である。	**33** □ ×：任意接種 → 定期接種（努力義務）
34 破傷風の予防接種は任意接種である。	**34** □ ×：任意接種 → 定期接種（努力義務）
35 流行性耳下腺炎の予防接種は努力義務である。	**35** □ ×：努力義務 → 任意接種

4 ▶臨床心理

患者の心理

☐ 心理的要因が身体機能に影響を与え、逆に身体的要因が心理・精神機能に影響を与えることを（心身相関）といい、これを基本概念とした医学を（心身）医学という。

☐ 心身症は（心理）的要因が発症や経過に関与し、（器質）的・（機能）的障害が認められる病態で、ストレス性の（胃・十二指腸潰瘍）や（過敏性腸）症候群、（機能性ディスペプシア）、本態性高血圧、アトピー性皮膚炎、頭痛（筋緊張型頭痛、片頭痛など）、疼痛性障害などがある。ただし、神経症やうつ病などの（精神）障害に伴う身体症状は除外される。

☐ 神経症性障害は（心理）的要因により生じる（心身）の機能障害で、発症には（性格）傾向が関与する。中心症状は（不安）であり、身体的な（器質的）異常は認められないが、本人が（身体）的・（精神）的な異常を訴える。

神経症性障害の種類	特徴
（恐怖症）性不安障害	普通の人にとっては問題とならない特定の事物に対して恐怖を感じるもので、広場恐怖、対人恐怖、特定の恐怖症などがある。
その他の不安障害	（パニック）障害、全般性不安障害などがある。
（強迫）性障害	自分ではどうすることもできないある種の考え（＝強迫思考）にとらわれ、種々の（行動）の障害（＝強迫行為）がおこる。
重度ストレスへの反応および適応障害	急性ストレス反応、心的外傷後ストレス障害［＝（PTSD）］、（適応）障害などがある。
（解離）性障害	解離性健忘、解離性遁走、解離性昏迷、解離性運動障害などがある。
身体症状症（身体表現性障害）	患者の自覚症状に見合う身体的異常や検査結果がないにもかかわらず、痛みや吐き気、しびれなど多くの身体症状が長期間にわたり続く障害で、身体化障害、（心気）障害などがある。

カウンセリング

☐ カウンセリングは主に（対話）を通して、悩みや問題の解決、心理的な成長を援助することで、（臨床心理士）などの専門的知識を持つカウンセラーにより行われる。

心理療法

☐ 心理療法は（臨床心理士）などの専門家により、心理的問題をかかえる患者の（認知）・（行動）・（感情）・（身体）感覚を変化させ、症状や問題行動を消去あるいは軽減するための理論、技法で、（認知行動）療法、（精神分析）療法、（自律訓練）法などがある。

4 ▶臨床心理 Q&A

Question	Answer
1 心身医学は主に心身症を対象としている。	**1** □○
2 心身症の発生には心理社会的ストレスが関与する。	**2** □○
3 心身症では器質的異常はみられない。	**3** □×：機能的・器質的異常がみられる。
4 うつ病は心身症に含まれる。	**4** □×：含まれない。
5 適応障害は心身症に含まれる。	**5** □×：心身症 → 神経症性障害
6 過敏性腸症候群は心身症の一つである。	**6** □○：ストレスが発症に関与すると言われる。
7 心身症の代表疾患として機能性ディスペプシアがある。	**7** □○
8 神経症性障害では妄想がみられる。	**8** □×：みられない。
9 神経症性障害では器質的病変がみられる。	**9** □×：器質的病変はみられない。
10 神経症性障害の発症には性格傾向が関与する。	**10** □○
11 神経症性障害では患者には病識がない。	**11** □×：病識はある。本人が異常を自覚している点で精神病とは異なる。
12 神経症性障害における中心症状は不安である。	**12** □○
13 神経症性障害では人格変化がみられる。	**13** □×：人格は保たれる（→非精神病）。
14 パニック障害は神経症性障害に含まれる。	**14** □○
15 PTSDは心気障害のことである。	**15** □×：心気障害 → 心的外傷後ストレス障害
16 心気障害では不合理な行為を繰り返す。	**16** □×：心気障害 → 強迫性障害
17 カウンセリングは心療内科における診察のことである。	**17** □×：カウンセリングは、カウンセラーによって行われることが多い。
18 カウンセリングは面接による治療を意味する。	**18** □○

5 ▶症候

全身の症候

□ 発熱時には（発汗）や顔面（紅潮）、脈拍数の（増加）、（悪寒）がみられ、頭重・（頭痛）または全身の（筋肉）痛や（関節）痛を伴うことがある。

□ ショックは何らかの原因により、（心拍出量）を維持できない場合に生じるもので、（循環血液量減少）性、（心原）性、閉塞性、血液分布異常性などに分類される。

□ ショック時には血圧（低下）、心拍数（増加）、脈拍（減弱）、（意識）障害、（乏）尿・（無）尿、皮膚（蒼白）と冷や汗、発熱などがみられる。

□ めまいには、（回転）性めまい、（浮動）性（動揺性）めまい、（失神）性めまい（立ちくらみ）などがある。

めまいの種類	特徴
回転性めまい	（半規管）、（前庭）神経、脳幹の異常などで生じ、（眼振）や（嘔吐）、耳鳴、難聴を伴う。良性発作性頭位めまい症や（メニエール）病、前庭神経炎、（突発）性難聴、聴神経腫瘍などでみられる。
浮動性めまい	中枢・末梢神経障害や（循環器）系疾患、心因性など様々な原因で生じる。
失神性めまい	（眼前暗黒）感があり、多くは（血圧）の変動が原因となる。

感覚器

□ 難聴には、外耳、中耳に原因がある（伝音）性難聴と内耳、蝸牛神経、脳に原因がある（感音）性難聴がある。

難聴	原因疾患
伝音性難聴	（外耳）炎、（耳管狭窄）症、（中耳）炎、（耳硬化症）、奇形など
感音性難聴	聴神経腫瘍、（多発性硬化症）、（突発性難聴）、（メニエール）病、加齢など。

□ 耳鳴りには、患者のみに聴こえる（自覚）的耳鳴と耳付近の構造により発生する（他覚）的耳鳴がある。

□ 自覚的耳鳴の原因には、（騒音）性難聴、（老人）性難聴、薬物、（メニエール）病などがある。

呼吸器、心臓、血管

□ 咳嗽（咳）には痰を伴う（湿性）咳嗽と伴わない（乾性）咳嗽がある。

□ 喀痰（痰）は（咳）によって気道から喀出されるもので、疾患ごとに特徴的な痰がみられる。

痰の種類	性状	疾患
（漿液）性痰	無色透明で粘性が低く、サラサラした痰。	気管支喘息、肺水腫
（粘液）性痰	無色透明で粘性が高く、ネバネバした痰。	（慢性気管支炎）
膿性痰	黄緑色で粘性が高く、多数の（好中球）を含む。	（呼吸器感染）症
血性痰	少量の（血液）を含む。10ml以上の血液 →（喀血）	肺癌、肺梗塞

□ 錆色痰は（膿性）痰の一種で、（肺炎球菌）性肺炎 [（大葉）性肺炎] でみられる。

□ 呼吸困難は「息が苦しい」という（主観）的な症状であり、呼吸器疾患や循環器疾患、（消化器）疾患、（心因）性疾患などでみられる。

□ 左心不全により（肺うっ血）を生じ、呼吸困難となるものを（心臓性喘息）という。

□ 労作時の息切れを（労作）性呼吸困難といい、（心不全）の初期症状である。

□ 呼吸困難が臥位で増強し起坐位または半坐位で軽減する徴候を（起座）呼吸といい、臥位による（肺うっ血）の増悪が原因となる。また、夜間には（交感）神経刺激の減少や（呼吸）中枢の抑制が加わるため、呼吸困難となりやすい（→発作性夜間呼吸困難）。

□ 1秒率が低下し（70％未満）、（呼気）性の呼吸困難を呈する換気障害を（閉塞）性換気障害といい、（慢性閉塞性肺疾患）（＝COPD）や（気管支喘息）でみられる。

□ 肺活量が低下（80％未満）し、（吸気）性の呼吸困難を呈する換気障害を（拘束）性換気障害といい、（間質性肺炎）や（肺線維症）でみられる。

□ 肺胞から肺胞毛細血管内に酸素などのガスを供給する能力を（肺拡散能）といい、（COPD）や（間質性肺炎）、（肺線維症）などで低下する。

□ 刺激に対する気道の反応性が亢進している状態を（気道過敏性亢進）といい、（気管支喘息）などでみられる。

消化器

□ 腹痛は主に（消化器）疾患でみられ、その（部位）から原因疾患を推定することができる。

□ 心窩部痛は（胃・十二指腸潰瘍）などの胃の疾患で多く、膵炎や（虫垂炎）初期、（心筋梗塞）や狭心症などの心疾患でもみられる。

□ 右季肋部の痛みは（胆嚢）・（胆管）の疾患で多く、左季肋部の痛みは（膵炎）や（膵癌）などでみられ、側腹部痛は（尿路結石）や（腎盂腎炎）などでみられる。

□ 虫垂炎の腹痛は（上腹）部に始まり、その後（回盲）部に移動する。

□ 虚血性大腸炎は突然の（左下腹）部の疼痛から発症する。

☐ 胃潰瘍では（食後）、十二指腸潰瘍では（空腹）時に腹痛がみられ、胆石症による腹痛は（脂肪）の多い食事摂取後に悪化する。また、膵炎では（前傾）姿勢（＝胸膝位、膵臓姿勢）により腹痛が軽減する。

☐ 内臓痛が脊髄神経を刺激して、臓器のある部位とは離れた（皮膚）部位に限局的に痛みを感じるものを（関連）痛という。

疾患	関連痛の部位
心筋梗塞	（左肩）、（左胸）部、（左上腕）、（左前腕）内側、（左手）小指側
胆石	（右肩）肩甲上部、（腰）部、（上腹）部
胃・十二指腸潰瘍	（上腹）部、（左背）部
虫垂炎	（上腹）部、（心窩）部
腎結石	（鼠径）部、（腰）部
膵炎、膵臓癌	（背中）、（腰）部

☐ 嘔吐は（延髄）の嘔吐中枢の直接刺激や（化学受容器引き金帯）（CTZ）を介して生じる。

☐ 悪心は（化学受容器引き金帯）の刺激で誘発され、閾値を超えると（嘔吐）を起こす。

☐ 悪心や嘔吐は、腹膜炎や虫垂炎、（腸閉塞）（＝イレウス）、急性肝炎、急性膵炎など主に消化器疾患でみられる。一方、（くも膜下出血）など中枢神経系の疾患では（悪心）を伴わない嘔吐が生じる。

☐ 吐血は（上部消化管）出血でみられ、下血は（全ての消化管）出血でみられる。

☐ 胃酸により血液が（黒褐）色に変化するため、胃・十二指腸潰瘍では（コーヒー残渣）様の吐血、大量の消化管出血の際には（タール）便がみられる。

☐ 便秘には、腸蠕動の低下による（弛緩）性便秘、排便反射障害による（直腸）性便秘、腸管過緊張による（痙攣）性便秘、器質的狭窄による（器質）性便秘などがある。

☐ 下痢には腸管内の高浸透圧による（浸透圧）性下痢、炎症による（滲出）性下痢、腸管分泌の異常による（分泌）性下痢、（腸運動）の異常による下痢などがある。

☐ 急性の下痢は（感染）性、薬剤性のものが多く、慢性の下痢は（非感染）性のものが多い。

☐ 感染性腸炎では（水様）性下痢や（粘血）便がみられ、（発熱）を伴うことが多いが、コレラでは（発熱）を伴わない（米のとぎ汁）様下痢がみられる。

☐ 慢性の下痢がみられる疾患には、（潰瘍）性大腸炎、（クローン）病、（過敏性腸）症候群、慢性（膵炎）（脂肪便がみられる）、糖尿病、甲状腺機能（亢進）症などがある。

☐ 嚥下困難は（脳血管）障害、パーキンソン病、多発性硬化症、（筋萎縮性側索硬化症）（ALS）

などの脳・神経系の疾患、重症筋無力症、皮膚筋炎、（筋ジストロフィー）などの筋肉の疾患、（食道癌）などの食道疾患などでみられる。

☐ 肝腫大は肝容積の異常な増大で、（肝）疾患や（胆道）閉塞、（右心）不全などでみられる。

血液、造血器、免疫

☐ 貧血は（赤血球）、（ヘモグロビン）（Hb）、（ヘマトクリット）値（Ht）のいずれかが減少した状態で、赤血球の（産生）低下、赤血球の（破壊）亢進（＝溶血）、赤血球の体外への（喪失）などが原因となる。

☐ 出血傾向には（血管）または（血小板）の異常による一次止血障害と（血液凝固）の異常による二次止血障害がある。

☐ 一次止血障害では（皮膚）、（粘膜）の点状出血や溢血斑、（鼻）出血、（消化管）出血を生じ、二次止血障害では皮下、（筋肉）、（関節）内への深部出血や（血腫）を生じる。

一次止血障害	（再生不良）性貧血、（急性白血病）、（巨赤芽球）性貧血、（特発性血小板減少）性紫斑病（ITP）、（播種性血管内凝固）症候群（DIC）、（全身性エリテマトーデス）（SLE）、肝硬変、腎不全、アレルギー性紫斑病など。
二次止血障害	（血友病）、フォンヴィルブラント病、（ビタミンK）欠乏、DIC、肝硬変など。

☐ 易感染性は（免疫力）の低下により（感染症）に罹りやすい状態で、（糖尿病）や肝硬変、腎不全、（悪性腫瘍）、重症外傷・熱傷、（ステロイド）・（抗癌）剤・免疫抑制剤の投与、（放射線）治療などが原因となる。

☐ 自己組織を（異物）として認識し、（自己抗体）や免疫細胞を産生して自己組織を攻撃する反応を（自己免疫）反応という。

☐ 自己免疫疾患には、（バセドウ）病、（関節リウマチ）（RA）、（橋本）病、（全身性エリテマトーデス）（SLE）、血管炎などがある。

泌尿・生殖器

☐ 多尿は（糖尿病）や（尿崩症）などでみられ、乏尿は（心不全）や（ショック）、出血、脱水、腎動脈閉塞など（腎血流）の低下、腎炎やネフローゼ症候群などの（腎機能）障害、尿路結石や腫瘍などの尿路の（通過）障害などが原因となる（2. 臨床検査　参照）。

☐ 排尿障害には（排出）障害と（蓄尿）障害があり、（前立腺肥大）症や（神経因）性膀胱、（膀胱）炎などが原因となる。

☐ 尿路結石は尿路（＝腎臓、尿管、膀胱、尿道）にできる結晶の石で、（カルシウム）結石が最も多い。（原因不明）が多いが、副甲状腺機能（亢進）症や（ビタミンD）過剰など（高カルシウム）血症をきたす疾患でもみられる。

☐ 尿酸結石は（高尿酸）血症や（痛風）でみられ、リン酸マグネシウムアンモニウム結石は（尿路感染）症でみられる。

- [ ] 過多月経の原因には（子宮筋腫）、子宮腺筋症、（子宮内膜症）などがあり、無月経の原因には（妊娠）、（視床下部）・（下垂体）の機能不全、多嚢胞性卵巣症候群、甲状腺機能（亢進）症、（神経性食思不振）症などがある。

- [ ] （不正）性器出血は（月経）以外の性器からの出血で、原因疾患として子宮腺筋症、腫瘍、（子宮内膜症）、（子宮筋腫）、ポリープなどがある。

心理・精神機能

- [ ] 睡眠障害には、（不眠）症（入眠障害や中途覚醒、早朝覚醒など）、（過眠）症、（概日リズム）睡眠障害、（睡眠時無呼吸）症候群、むずむず脚症候群、（睡眠時随伴）症（夢遊病、夜驚症など）がある。

- [ ] 認知症は（脳疾患）による症候群であり、通常は慢性あるいは進行性で、（記憶）、思考、（見当識）、理解、計算、学習能力、言語、判断などを含む多数の（高次皮質）機能の障害である。

- [ ] 認知症の原因疾患には（アルツハイマー）型認知症、（レビー小体）型認知症、（前頭側頭）型認知症、（血管）性認知症などがある。

- [ ] ピック病は（前頭側頭）型認知症の一種であり、（人格）や行動・感情の障害がみられる。

神経、運動器

- [ ] 頭痛には一次性頭痛と（基礎疾患）を伴う二次性頭痛があり、前者には（片）頭痛、（緊張性）頭痛、（群発）頭痛などがある。

頭痛の種類	痛みの特徴
片頭痛	「ズキンズキン」あるいは「ガンガン」とする（拍動）性の激しい発作痛。
緊張性頭痛	（後頸）部から（後頭）部にかけて締め付けられるような（圧迫）感のある（非拍動）性の痛み。
群発頭痛	（一側）性で、（眼窩）周囲〜前頭部、側頭部にかけての（激しい）痛み。

- [ ] （くも膜下出血）ではバットで殴られたような激しい頭痛を生じる。

- [ ] 運動麻痺は神経系や筋の異常で（随意）的に筋肉を動かせなくなった状態で、麻痺（部位）（1. 診察法 参照）や麻痺の（状態）（痙性、弛緩性）により分類される。

- [ ] 痙性麻痺は（錐体路）の障害でみられ、弛緩性麻痺は（筋）や（末梢）神経の障害でみられる。

- [ ] 周期性四肢麻痺は（反復）する発作性の四肢（弛緩）性麻痺で、（アルドステロン）症や甲状腺機能（亢進）症による（低カリウム）血症でみられる。

- [ ] 筋萎縮性側索硬化症（ALS）では、上肢・下肢・顔・（舌）・（喉）・呼吸筋などに麻痺がみられるが、（感覚）障害、（眼球）運動障害、（膀胱直腸）障害、（褥瘡）などはみられにくい（→陰性四徴候）。

5 ▶症候 Q&A

Question

1 発熱時には悪寒がみられる。

2 発熱時にはチアノーゼがみられる。

3 発熱時には頭痛がみられる。

4 発熱時には関節痛がみられる。

5 出血性ショックでは脈拍数の低下がみられる。

6 出血性ショックでは交感神経活性が低下する。

7 出血性ショックでは尿量が減少する。

8 出血性ショックでは呼吸数の減少がみられる。

9 心タンポナーデでは血圧が上昇する。

10 失神性めまいでは眼振がみられる。

11 失神性めまいでは眼前暗黒がみられる。

12 浮動性めまいは頸部の圧迫で起こる。

13 回転性めまいは一過性の脳虚血状態である。

14 失神性めまいは回転性のめまいである。

15 前庭性めまいでは悪心・嘔吐は伴わない。

16 前庭性めまいでは頭囲による影響は少ない。

17 耳管狭窄症では感音性難聴がみられる。

18 突発性難聴では伝音性難聴がみられる。

19 多発性硬化症では感音性難聴がみられる。

20 メニエール病では伝音性難聴がみられる。

Answer

1 □ ○

2 □ ×：顔面は紅潮する。

3 □ ○

4 □ ○

5 □ ×：低下 → 増加

6 □ ×：低下 → 亢進

7 □ ○

8 □ ×：減少 → 増加

9 □ ×：上昇 → 低下。心拡張障害により
ショックを起こす。

10 □ ×：失神性 → 回転性

11 □ ○

12 □ ×：頸動脈洞反射により血圧が低下し、
失神性めまいを起こす。

13 □ ×：回転性 → 失神性

14 □ ×：回転性ではない。

15 □ ×：伴う。

16 □ ×：頭囲による影響を受ける。

17 □ ×：感音性 → 伝音性

18 □ ×：伝音性 → 感音性

19 □ ○

20 □ ×：伝音性 → 感音性

21 痰を伴う咳を湿性咳嗽という。

21 □○

22 気管支喘息では膿性痰がみられる。

22 □×：膿性痰は細菌感染でみられる。

23 大葉性肺炎では漿液性痰がみられる。

23 □×：漿液性痰 → 錆色痰（膿性痰）

24 間質性肺炎では血性痰がみられる。

24 □×：多くの場合、痰を伴わない乾性咳嗽がみられる。

25 気管支拡張症では吐血がみられる。

25 □×：吐血 → 喀血
気道からの出血は喀血という。

26 心臓喘息では夜間呼吸困難がみられる。

26 □○

27 慢性閉塞性肺疾患では拘束性換気障害がみられる。

27 □×：拘束性 → 閉塞性

28 肺結核後遺症では拘束性換気障害がみられる。

28 □○：閉塞性換気障害を合併することが多い。

29 特発性肺線維症では拡散能は変化しない。

29 □×：肺胞間質の肥厚、線維化により、肺拡散能は低下する。

30 心臓性喘息は気道過敏性亢進が原因となる。

30 □×：心臓性喘息 → 気管支喘息
心臓性喘息は心不全による肺うっ血が原因となる。

31 膵尾部癌では右季肋部に疝痛を認める。

31 □×：右季肋部 → 左季肋部

32 胆嚢癌では左季肋部に疼痛を生じる。

32 □×：左季肋部 → 右季肋部

33 胆石症では左上肢に関連痛を生じる。

33 □×：左上肢 → 右肩

34 胃潰瘍では鼠径部に関連痛を生じる。

34 □×：鼠径部 → 上腹部

35 急性膵炎では左背部や左肩への関連痛がみられる。

35 □×：急性膵炎 → 心筋梗塞

36 尿路結石では右背部に関連痛を生じる。

36 □×：右背部 → 鼠径部、腰

37 腸閉塞では嘔吐がみられる。

37 □○

38 中枢性嘔吐では悪心を伴う。

38 □×：嘔吐中枢が直接刺激されるため、悪心は伴わない。

39 クローン病ではコーヒー残渣様の嘔吐がみられる。

39 □×：クローン病 → 胃・十二指腸潰瘍

40 大腸癌では吐血がみられる。

40 □×：吐血は上部消化管出血で生じる。

41 直腸癌ではタール便がみられる。

41 □ ×：タール便は上部消化管〜上行結腸の出血でみられる。

42 頻回の排便反射の無視は直腸性便秘の原因となる。

42 □ ○

43 腸炎ビブリオでは激しい下痢がみられる。

43 □ ○：発熱を伴う水様性の下痢がみられる。

44 ブドウ球菌の食中毒では下痢はみられない。

44 □ ×：主な症状は嘔吐、下痢である。

45 慢性膵炎では下痢がみられる。

45 □ ○：膵液分泌が低下し、消化不良を起こす。

46 ALSでは神経性の嚥下困難を生じる。

46 □ ○

47 左心不全では肝腫大がみられる。

47 □ ×：左心不全 → 右心不全

48 ヘモグロビン合成の低下は貧血を引き起こす。

48 □ ○

49 溶血は貧血の原因とはならない。

49 □ ×：溶血性貧血を起こす。

50 溶血性貧血では出血傾向がみられる。

50 □ ×：出血傾向がみられる貧血には再生不良性貧血、巨赤芽球性貧血がある。

51 二次止血障害は血小板の異常により生じる。

51 □ ×：二次止血障害 → 一次止血障害

52 一次止血障害では主に深部組織への出血がみられる。

52 □ ×：一次止血障害 → 二次止血障害

53 血友病では一次止血障害がみられる。

53 □ ×：一次止血障害 → 二次止血障害　血液凝固因子の先天的な活性低下が原因である。

54 全身性エリテマトーデスでは出血傾向がみられる。

54 □ ○：汎血球減少により、一次止血障害がみられる。

55 痛風では易感染性に注意する。

55 □ ×：白血球数は上昇するため、易感染性は起こらない。

56 糖尿病では易感染性がみられる。

56 □ ○

57 悪性リンパ腫では易感染性に注意する。

57 □ ○

58 先端巨大症は自己免疫疾患である。

58 □ ×：下垂体腫瘍が原因となることが多い。

59 バセドウ病は自己免疫疾患である。

59 □ ○：TSH受容体に対する自己抗体が賛成される。

60	過敏性腸症候群は自己免疫が原因となる。	60	□	×：原因不明である。
61	脂質異常症では乏尿がみられる。	61	□	×：みられない。
62	尿崩症では乏尿がみられる。	62	□	×：乏尿 → 多尿
63	心不全では多尿がみられる。	63	□	×：多尿 → 乏尿
64	膀胱炎では頻尿がみられる。	64	□	○
65	ビタミンD過剰症では尿路結石がみられる。	65	□	○：高カルシウム血症をきたすため。
66	痛風では尿路結石がみられる。	66	□	○：尿酸結石がみられる。
67	アジソン病では尿路結石がみられる。	67	□	×：みられない。
68	原発性副甲状腺機能低下症では尿路結石がみられる。	68	□	×：低下 → 亢進
69	無月経の原因として下垂体腫瘍がある。	69	□	○
70	神経性食思不振症では過多月経となる。	70	□	×：過多月経 → 無月経
71	子宮内膜症では無月経となる。	71	□	×：無月経 → 過多月経
72	子宮筋腫では無月経となる。	72	□	×：無月経 → 過多月経
73	うつ病では睡眠障害がみられる。	73	□	○：早朝覚醒などがみられる。
74	認知症では見当識障害がみられる。	74	□	○
75	アルツハイマー病では末期まで人格は保たれる。	75	□	×：末期には感情や人格の変化がみられる。
76	レビー小体型認知症では初期症状として人格の変化がみられる。	76	□	×：初期症状としてパーキンソン症状、幻視、レム睡眠行動障害、自律神経症状などがみられる。
77	脳血管性認知症では初期症状として幻視がみられる。	77	□	×：脳血管性 → レビー小体型
78	ピック病では初期症状として人格の変化がみられる。	78	□	○
79	片頭痛では後頸部が引きつるような痛みを生じる。	79	□	×：片頭痛 → 緊張性頭痛

80 緊張型頭痛では締め付けられるような痛みを生じる。

80 □ ○

81 片頭痛では片側の目の奥に激しい痛みを生じる。

81 □ ×：片頭痛 → 群発頭痛

82 くも膜下出血では拍動性の痛みを生じる。

82 □ ×：くも膜下出血 → 片頭痛

83 ボツリヌス菌の食中毒では弛緩性麻痺がみられる。

83 □ ○

84 褐色細胞腫では周期性四肢麻痺がみられる。

84 □ ×：周期性四肢麻痺は遺伝性またはカリウムの異常で生じる。

85 筋萎縮性側索硬化症では膀胱直腸障害がみられる。

85 □ ×：みられない（陰性四徴候）。

86 筋萎縮性側索硬化症では眼球運動障害がみられる。

86 □ ×：みられない（陰性四徴候）。

87 筋萎縮性側索硬化症では感覚障害がみられる。

87 □ ×：みられない（陰性四徴候）。

88 筋萎縮性側索硬化症では嚥下障害がみられる。

88 □ ○

MEMO

鍼灸国試
でる ポ と でる 問

PART 2　臨床医学各論

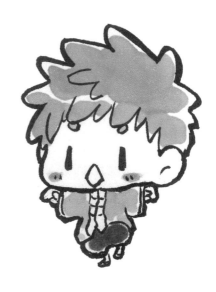

1 ▶感染症

細菌感染症

☐ **猩紅熱**は主に（A群β溶血性レンサ球菌）（＝溶連菌）の（飛沫）感染による感染症で、（幼児・学童）に好発する。咽頭炎や扁桃炎、全身性の（発疹）、口囲蒼白、（イチゴ）舌などがみられ、合併症として（急性糸球体腎炎）や（リウマチ熱）を発症することがある。

☐ **破傷風**は（皮膚創傷）部位から侵入した破傷風菌が産生する（神経）毒素（テタノスパスミン）により、全身の骨格筋の強直性（けいれん）と持続的（緊張）をきたす疾患である。（開口）障害［＝（牙関緊急）］や口輪筋の緊張による（痙笑）などがみられ、進行すると（後弓反張）などの全身けいれんを生じて予後（不良）となる。

☐ **細菌性赤痢**は赤痢菌の（経口）感染により起こる急性感染性（大腸炎）で、（しぶり）腹［＝（テネスムス）］や頻回の（膿粘血）便が特徴である。

☐ **ジフテリア**はジフテリア菌の（飛沫）感染により（咽頭）炎を引き起こす疾患で、発症から24時間のうちに咽頭に広がる灰白色の（偽膜）が形成される。

☐ **黄色ブドウ球菌**は（食品）内で毒素を産生し、（毒素）型食中毒を引き起こす。食品摂取の（1～6時間）後に激しい（嘔吐）や急激な（腹痛）、下痢で発症するが、（発熱）は稀である。

☐ **腸炎ビブリオ**は食中毒の原因菌として（多く）、夏季に（魚介類）の生食や加工食品を食べて感染するが、食品の（加熱）により予防できる。

☐ **腸炎ビブリオ感染症**では（12時間）前後の潜伏期を経て激しい上腹部痛や水様～粘液性の下痢を発症する。

☐ **サルモネラ属**の多くの菌は、（食中毒）の原因菌となり急性胃腸炎を引き起こす。

☐ **サルモネラ感染症**は夏季に、鶏卵、マヨネーズ、（加熱）不十分な食肉類の摂取後や、（ミドリガメ）などのペットと接触後の食事の後、（1～3）日で発症する。

☐ **ボツリヌス菌**は（食品）中で毒素を産生し、（毒素）型食中毒を引き起こす。潜伏期間は（12～36時間）で、（神経）毒素により（弛緩）性麻痺を起こし、眼瞼（下垂）、（複視）、散瞳、嚥下困難、発語困難、四肢（麻痺）、呼吸困難などを生じる。

☐ **ボツリヌス菌**は（嫌気）性菌であるため、（真空パック）の食品や缶詰・瓶詰などの食品摂取が原因となる。耐熱性の（芽胞）を形成するが、（ボツリヌス毒素）は80℃30分間（100℃なら数分以上）の加熱で失活する。

☐ **腸管出血性大腸菌**は腸管内で（ベロ毒素）を産生し、（感染毒素）型食中毒を引き起こす。（3～5日）の潜伏期の後、水様便で発症し、激しい腹痛と血便をきたす。合併症として（溶血性尿毒症症候群）（HUS）や急性脳症がある。

ウイルス感染症

- [ ] **麻疹（はしか）**は麻疹ウイルスの（空気）（飛沫核）・飛沫・接触感染により、（生後6ヶ月以降の小児）に好発する。約10日の潜伏期を経て、カタル期 → （発疹）期 → （回復）期の順で進行する。カタル期には（上気道感染）症状（かぜ様症状）の他、頬粘膜に（コプリック斑）とよばれる特徴的な白斑がみられる。

- [ ] **風疹（三日麻疹）**は風疹ウイルスの（飛沫）感染により、（幼児・学童）に好発する。（頸部リンパ節）腫脹や発熱、顔面や体幹の発疹がみられるが、発疹は2〜3日で（消褪）する。

- [ ] **水痘（水疱瘡）**は（ヘルペス）ウイルスの一種である水痘・帯状疱疹ウイルス（VZV）の（空気）感染による感染症で、（小児）に好発する。発熱とともに、体幹を中心に紅斑 → （水疱） → 膿疱 → （痂皮）（＝かさぶた）形成の各段階の発疹が混在してみられる。

- [ ] **帯状疱疹**はVZV感染後、ウイルスが（神経節）に潜伏し、宿主の抵抗力低下で発症する。（片）側の肋間神経や顔面神経、三叉神経の支配領域に沿う（神経痛様疼痛）や紅暈を伴う（小水疱）の帯状集簇がみられる。予後（良好）で（終生免疫）を獲得する。

- [ ] **流行性耳下腺炎**は（ムンプスウイルス）の飛沫感染により発症し、発熱や（耳下腺）の腫脹をきたす。（小児）に好発し、（髄膜）炎を合併することがある。成人男性では（精巣）炎、成人女性では（卵巣）炎を合併することがある。

- [ ] **急性灰白髄炎（脊髄性小児麻痺）**は（ポリオウイルス）の経口感染により脊髄（前角）に炎症を起こす疾患で、（運動神経）が障害されるため四肢の（弛緩）性麻痺をきたす。

- [ ] **後天性免疫不全症候群（AIDS）**は、（レトロ）ウイルス科の（ヒト免疫不全ウイルス）（HIV）の（性）・（血液）・（母子）感染によって起こる。HIVは（CD4陽性T）細胞に感染して徐々に死滅させるため、（免疫不全）を引き起こす。感染後、数年〜数十年の（無症候）期を経て発熱、体重減少、下痢、（リンパ節）腫脹などの症状が出現し、（ニューモシスチス）肺炎、サイトメガロウイルス感染症、（カンジダ）症などの（日和見）感染や悪性（腫瘍）、HIV（脳症）を発症する。

その他

- [ ] 感染症法では感染症を危険度の（高い）方から順に1〜5類感染症に分類し、それぞれの対応や感染症発生動向調査のための（届出）制度などを定めている。

- [ ] 医療施設で患者や医療従事者が新たに感染症に罹患することを（院内感染）といい、重要な病原体として、セラチア、多剤耐性（緑膿菌）（MDRP）、バンコマイシン耐性腸球菌（VRE）、（メチシリン耐性黄色ブドウ球菌）（MRSA）、血液媒介ウイルス（HBV、HCV、HIV）、ディフィシル菌、結核菌などがある。

- [ ] 免疫低下により弱病原性の病原体に対しても感染症を起こすことを（日和見感染）という。

- [ ] 抗菌薬の乱用により抗菌薬が効かない（耐性菌）が出現する。

- [ ] 抗菌薬の長期投与により体内の細菌叢のバランスが崩れることを（菌交代）現象という。

1 ▶感染症 Q&A

Question	Answer
1 猩紅熱の原因は百日咳菌である。	**1** ☐ ×：百日咳菌 → A群β溶血性連鎖球菌
2 猩紅熱ではコプリック斑がみられる。	**2** ☐ ×：猩紅熱 → 麻疹
3 猩紅熱ではイチゴ舌がみられる。	**3** ☐ ○
4 溶連菌感染症の合併症としてリウマチ熱がある。	**4** ☐ ○
5 風疹では牙関緊急がみられる。	**5** ☐ ×：風疹 → 破傷風
6 破傷風菌は神経毒素により弛緩性麻痺を起こす。	**6** ☐ ×：弛緩性麻痺 → 強直性麻痺
7 ジフテリアでは後弓反張がみられる。	**7** ☐ ×：ジフテリア → 破傷風
8 細菌性赤痢では膿粘血便がみられる。	**8** ☐ ○
9 腸炎ビブリオではテネスムスが特徴的である。	**9** ☐ ×：腸炎ビブリオ → 細菌性赤痢
10 麻疹では咽頭や喉頭に広がる偽膜が特徴的である。	**10** ☐ ×：麻疹 → ジフテリア
11 腸炎ビブリオの潜伏期は約14日である。	**11** ☐ ×：約14日 → 約12時間前後
12 サルモネラ菌による食中毒は約3〜6時間で発症する。	**12** ☐ ×：約3〜6時間 → 約5〜72時間
13 ブドウ球菌による食中毒は約3日の潜伏期を経て発症する。	**13** ☐ ×：約3日 → 約0.5〜6時間
14 ボツリヌス菌による食中毒は約6〜36時間の潜伏期を経て発症する。	**14** ☐ ○
15 ボツリヌス食中毒は腸炎ビブリオによる食中毒よりも頻度が高い。	**15** ☐ ×：高い → 低い
16 ボツリヌス毒素は耐熱性である。	**16** ☐ ×：ボツリヌス毒素は高温加熱で失活する。
17 ボツリヌス食中毒は食品の真空保存で予防できる。	**17** ☐ ×：嫌気性菌であり、真空パックの食品などが原因となる。

18 腸管出血性大腸菌による食中毒の症状は、腸管内で産生されたベロ毒素による。

18 □ ○

19 A群溶血連鎖球菌は院内感染の主要な原因菌である。

19 □ ×：学童に好発するため、家庭や学校内での感染が多い。

20 破傷風菌は院内感染の原因菌となることが多い。

20 □ ×：破傷風菌は芽胞の状態で土壌中に存在するため、屋外での感染が多い。

21 MRSAは院内感染と関連が深い。

21 □ ○：メチシリン耐性黄色ブドウ球菌

22 水痘は帯状疱疹ウイルスの感染によって起こる。

22 □ ○：初回感染で発症する。

23 流行性耳下腺炎はポリオウイルスの飛沫感染によって起こる。

23 □ ×：ポリオウイルス → ムンプスウイルス

24 急性灰白髄炎はムンプスウイルスの経口感染によって起こる。

24 □ ×：ムンプスウイルス → ポリオウイルス

25 帯状疱疹では神経支配領域に沿って痂皮の形成がみられる。

25 □ ○：水疱形成後、痂皮を形成する。

26 流行性耳下腺炎の合併症として精巣炎がある。

26 □ ○

27 風疹ではコプリック斑がみられる。

27 □ ×：風疹 → 麻疹

28 帯状疱疹の治療では抗生物質が用いられる。

28 □ ×：ウイルス感染症であり、抗ウイルス薬を使用する。抗生物質は細菌に対して使用する。

29 後天性免疫不全症候群はヘルペスウイルスの一種が原因となる。

29 □ ×：ヘルペスウイルス → レトロウイルス

30 後天性免疫不全症候群では日和見感染を生じる。

30 □ ○

31 日和見感染は大量の抗菌薬の投与で予防できる。

31 □ ×：抗菌薬の大量投与で多剤耐性菌が出現し、日和見感染の原因となる。

32 菌交代症は腸管内の常在菌の異常によって起こる。

32 □ ○：抗菌薬の乱用などが原因となる。

33 危険性が最も高い感染症は1類感染症に分類される。

33 □ ○

2 ▶神経・筋疾患

脳血管疾患

☐ **同名半盲**は両眼の（同側）視野が欠ける障害で、視覚野が存在する（後頭葉）の障害などで出現する。

☐ **半側空間無視**は病側と（反対）側の刺激に対する認知が障害されている状態で、主に右の（頭頂葉）後方の障害で生じる。

☐ **半側空間無視**の検査には（模写）試験や（線分抹消）試験、（線分二等分）試験※などがある。
※直線の中点に印をつけさせる試験。

☐ **脳血管障害**には、脳血管の狭窄や閉塞による（虚血）性疾患と脳血管の破綻による（出血）性疾患がある。前者には（一過性脳虚血発作）（TIA）や（脳梗塞）があり、後者には（脳内）出血や（くも膜下）出血がある。

☐ **脳梗塞**は虚血により脳組織が（壊死）に至る疾患で、比較的大きな動脈の動脈硬化による（アテローム血栓性脳梗塞）と、小血管の閉塞による（ラクナ梗塞）、心臓に形成された血栓が原因となる（心原性脳塞栓症）に分類される。

☐ **アテローム血栓性脳梗塞**は（睡眠）時など安静時に発症することが多く、症状は（階段）状、（進行）性で、（一過性脳虚血発作）（TIA）とよばれる前駆症状がみられる場合がある。

☐ **ラクナ梗塞**は（高血圧）を有する高齢者に好発し、症状は（軽い）ことが多い。

☐ **心原性脳塞栓症**は、（日中の活動）時に（突然）の片麻痺、構音障害、（失語）などの皮質症状、意識障害などで（急激）に発症し、突発的に症状が（完成）する。

☐ **出血性梗塞**は脳梗塞後、虚血により脆弱化した血管に血液が（再流入）することで出血を生じるもので、（心原性脳塞栓）の後に起こりやすい。

☐ **脳動脈解離**は、交通事故や（運動）などで頸部に負荷が加わった際に（椎骨）動脈に好発する。

☐ **脳動脈解離**は突然の激しい（後頭部痛）で発症し、（脳梗塞）や（くも膜下出血）を引き起こすことがある。

感染性疾患

☐ **髄膜炎**は病原体が（中耳）や（副鼻腔）などの感染巣から直接侵入するか、血行性に感染して生じる。細菌性や細菌が検出されない（無菌）性髄膜炎などがあるが、無菌性の多くは（ウイルス）性である。

☐ **髄膜炎**では発熱や強い（頭痛）の他、（髄膜刺激）症状などが認められる。

☐ **髄膜刺激症状**には、仰臥位の患者の頭部を持ち上げると抵抗がみられる（項部硬直）や仰臥位の状態で下肢を曲げ伸ばししようとすると抵抗や疼痛を感じる（ケルニッヒ）徴候な

68

どがある。

脳・脊髄腫瘍

☐ **神経鞘腫**は（良性）脳腫瘍の一種で、ほとんどが（内耳）神経に好発する（聴）神経鞘腫である。一側性の（高音）域の難聴や（耳鳴）などの蝸牛症状で初発することが多く、三叉神経の障害により（角膜）反射消失が、顔面神経の障害により（顔面神経麻痺）がみられる。前庭神経が障害されると（眼振）や（めまい）がみられることがある。

☐ **聴神経鞘腫**で腫瘍により小脳が圧迫されると（失調）性歩行などの歩行障害がみられる。

☐ **髄膜腫**は（中年女性）に多く発症する（良性）脳腫瘍で、（頭痛）や（てんかん）発作などを起こす。

☐ **下垂体腺腫**は（良性）脳腫瘍の一種で、腺腫の（ホルモン）産生能の有無により機能性と非機能性に分類される。

☐ **頭蓋内圧亢進**は（脳腫瘍）や（水頭症）などでみられ、代表的症状として（頭痛）、（嘔吐）、（うっ血乳頭）などがある。

変性疾患

☐ **パーキンソン病**は黒質の（ドパミン）神経の変性により（錐体外路）症状などの運動障害がみられる疾患で、（50〜60）歳代で初発することが多い。4大症状として安静時（振戦）、（無動）、筋（固縮）、（姿勢反射）障害がある。

☐ **パーキンソン病**は（一側）性の上肢または下肢から発症することが多く、（前傾）姿勢が特徴的で、すり足やすくみ足などの（歩行）障害もみられる。さらに、（仮面）様顔貌や（自律）神経症状、（精神）症状なども出現する。

☐ **ウィルソン病**は先天性の（銅）代謝異常により、（肝硬変）、（振戦）や（構語）障害などの神経症状、（カイザー・フライシャー角膜輪）などをきたす常染色体劣性遺伝疾患である。

認知症

☐ **アルツハイマー病**は大脳の全般的な（萎縮）や（老人斑）、（神経原線維）変化などを特徴とする神経変性疾患で、（認知症）の原因の大半を占める。症状は（緩徐）に発症し、（持続）的に認知機能が低下する。

☐ **ゲルストマン症候群**は（失書）、（失算）、（手指）失認、（左右）誤認などの症状を呈する神経疾患で、（頭頂葉）の障害などで生じる。

☐ **脳血管性認知症**は（脳血管）障害によって発症する認知症で、障害部位に対応した機能のみが障害される（まだら）認知症となる。また、認知症状の他、障害部位に対応する（局所神経）症状が出現する。

☐ **ピック病**は（前頭側頭）型認知症の一種で、特徴的な（人格）変化や（行動）異常がみられる。

☐ **プリオン病**は（異常プリオンタンパク）の感染による脳疾患で、急速に進行する（認知）

症や四肢の（ミオクローヌス）※がみられる。
※筋の一部、あるいは全体が、突発的に速い不随意運動をくり返す状態。

筋疾患

- [ ] **重症筋無力症**は（神経筋接合部）のアセチルコリン受容体に対し（自己抗体）が産生され、運動神経から筋への情報伝達が障害される（自己免疫）疾患で、（女性）に多い。

- [ ] **重症筋無力症**は眼瞼（下垂）や複視で初発し、（胸腺）腫を伴うことが多い。症状には（日内）変動がみられ、午前中に（軽く）、午後に（悪化）する。

- [ ] **進行性筋ジストロフィー**は骨格筋の（変性・壊死）と（筋力）低下を主体とする（遺伝）性疾患で、（デュシェンヌ）型が最も多く、（伴性劣性）遺伝の形式をとるため、原則（男児）のみが発症する。

- [ ] **デュシェンヌ型筋ジストロフィー**では、（歩行）開始の遅延や（動揺）性歩行がみられ、その後、（登攀）性起立［＝（ガワーズ）徴候］や腓腹筋の（仮性肥大）をきたす。また、アキレス腱の拘縮により、（尖足）となる。

- [ ] **デュシェンヌ型筋ジストロフィー**の血液検査では、血清クレアチンキナーゼ（CK）の（上昇）を認める。

運動ニューロン疾患

- [ ] **筋萎縮性側索硬化症（ALS）**は、上位・下位（運動ニューロン）の変性により、全身の筋肉が（萎縮）する疾患で、一側上肢の遠位筋の（筋力低下）で初発する。

- [ ] **筋萎縮性側索硬化症（ALS）**では、腱反射（亢進）や（バビンスキー）徴候などの錐体路徴候や（嚥下）障害、（構音）障害、舌萎縮などの球麻痺症状がみられるが、（感覚）障害、（膀胱直腸）障害、（眼球）運動障害はみられず、（褥瘡）も起こりにくい（4大陰性症状）。

- [ ] 錐体路（＝上位運動ニューロン）が障害されると、（痙性）麻痺や腱反射の（亢進）、足底を擦り上げたときに母趾が背屈し他の指はすべて扇状に開く（バビンスキー）徴候などがみられる。

末梢神経疾患

- [ ] 手関節掌屈によるしびれや疼痛をみる検査を（ファーレン）テストといい、（手根管症候群）で陽性となる。

- [ ] 手根部や肘部の神経圧迫部位の叩打により、放散痛がみられる徴候を（ティネル）徴候といい、（手根管）症候群や（肘部管）症候群、（足根管）症候群などで陽性となる。

- [ ] 両手の母指と示指で紙をつまみ、反対方向に引っ張ると母指の第1関節が曲がるものを（フローマン）徴候といい、（尺骨）神経麻痺でみられる。

- [ ] **ギラン・バレー症候群**は急性の（末梢）神経障害（＝ニューロパチー）で、何らかの（先行感染）後に発症することが多く、1〜3週間前に上気道感染や（下痢）の既往がある。

- [ ] **ギラン・バレー症候群**は下肢から上行する左右（対称）性の（弛緩）性麻痺（＝脱力）を特徴とし、髄液検査では（細胞数）の増加を伴わない（蛋白）の増加がみられる。多くは6ヶ月以内に（自然治癒）する。

- [ ] **橈骨神経麻痺**は上腕の（圧迫）や（上腕骨骨折）などで起こり、手関節（背屈（伸展））障害および手指MP関節の（伸展）障害による（下垂）手がみられる（図2-1）。

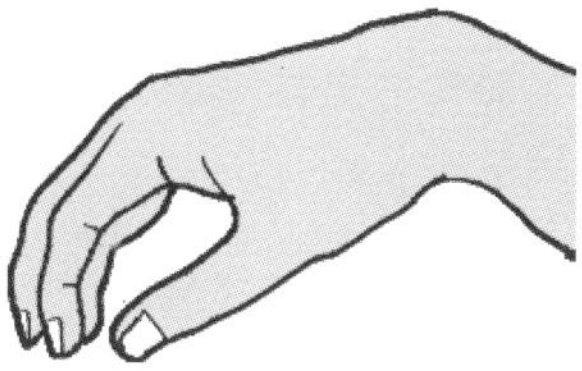

図 2-1：下垂手

- [ ] **正中神経麻痺**には（前骨間）神経麻痺と正中神経低位麻痺である（手根管）症候群、高位麻痺である（回内筋）症候群がある。

- [ ] **手根管症候群**は（正中）神経が手根管内で圧迫されることで、母指〜中指掌側の（しびれ）や疼痛、（運動）障害をきたす疾患である。原因として、腱鞘炎や（関節リウマチ）などの炎症や、骨折・脱臼などの解剖学的要因、（透析アミロイドーシス）や糖尿病などの代謝性疾患などがある。

- [ ] **手根管症候群**では母指球筋の萎縮と母指対立筋筋力低下による（猿手）がみられ（図2-2）、（ファーレン）テストや（ティネル）徴候が陽性となる。

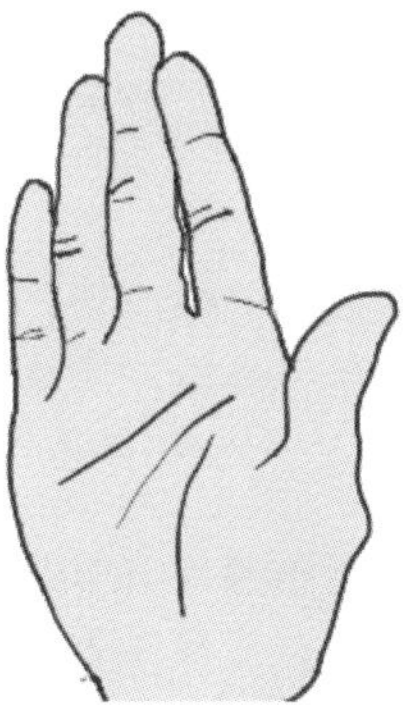

図 2-2：猿手

- [ ] **尺骨神経麻痺**には高位麻痺である（肘部管）症候群と低位麻痺である（ギヨン管）（＝尺骨神経管）症候群があり、母指内転筋の筋力が低下するため（フローマン）徴候がみられる。

- [ ] **肘部管症候群**は（尺骨）神経が肘部管内で絞扼性神経障害をきたすもので、（鷲手）変形（図2-3）や（ティネル）徴候がみられる。

図 2-3：鷲手

- [ ] **梨状筋症候群**は（坐骨）神経の絞扼性神経障害であり、（坐骨）神経痛を呈する。

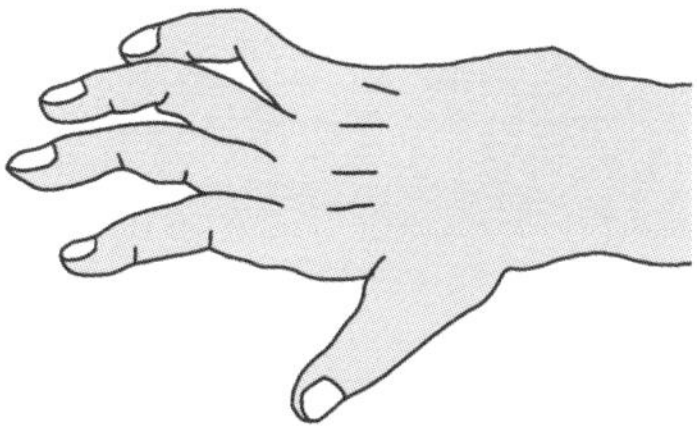

- [ ] **総腓骨神経麻痺**は総腓骨神経の（絞扼）性神経障害であり、足関節の背屈（伸展）不能による（下垂）足や歩行時に膝を高く上げて歩く（鶏歩）がみられる。

- [ ] **足根管症候群**は足根管内で（脛骨）神経が絞扼されることで、（足底）のしびれや疼痛をきたす疾患である。

- [ ] **ベル麻痺**は、（一側）性の末梢性（顔面）神経麻痺をきたすもので、（閉眼）不能（＝兎眼）、額の（しわ寄せ）不能、（味覚）の低下、（聴覚）過敏、涙腺・唾液腺の（分泌低下）などがみられる。

- [ ] **ベル麻痺**の治療には、（循環）の改善や抗炎症を目的として頸部の交感神経節に局所麻酔薬を注入する（星状神経節）ブロックが用いられる。

神経痛

☐ **特発性三叉神経痛**は（血管）による三叉神経の圧迫により、三叉神経の支配領域に沿った（片側）性の激痛を繰り返す疾患で、（40〜60）歳代の（女性）に比較的多く発症する。

☐ **特発性三叉神経痛**の痛みは顔面への様々な刺激で（突発）的に誘発され、（数秒〜数十秒）持続する。

☐ **特発性三叉神経痛**の好発部位は第（2）枝および第（3）枝の領域で、触ると痛みが誘発される（トリガーポイント）とよばれる部位がある。

☐ **特発性三叉神経痛**の治療は抗けいれん薬の（内服）が第一選択で、無効の場合は（三叉神経）ブロックや外科的手術が行われる。

☐ **坐骨神経痛**は坐骨神経の支配領域に放散痛がみられるもので、（腰椎椎間板ヘルニア）や腰椎部の（脊椎分離すべり症）、腰部（脊柱管狭窄症）、（梨状筋）症候群などでみられる。

機能性疾患

☐ **片頭痛**はこめかみから側頭部に生じる（拍動）性の頭痛で、（20〜40）歳代の（女性）に好発する。

☐ **片頭痛**の前駆症状として（閃輝暗点）※がみられる場合があり、（入浴）やアルコールなどで血管が（拡張）すると増悪する。
※視野の中心が見えにくくなり、その周囲にギザギザした光がちらつく。

☐ **緊張型頭痛**は（後頭）部頭蓋周囲に（両側）性に生じる（非拍動）性の頭痛で、（入浴）や運動などで血流を改善すると軽快する。

☐ **群発頭痛**は（一側）の眼窩部がえぐられるような激痛発作を生じる頭痛で、20〜40歳代の（男性）に多い。

☐ **群発頭痛**の症状は（深夜）に突然起こり、（流涙）や結膜（充血）、鼻閉、鼻漏、（ホルネル）症候群※などの自律神経症状を伴うことが多い。
※交感神経の障害により眼瞼下垂、縮瞳、眼裂狭小、発汗低下などがみられるもの。

MEMO

神経・筋疾患 Q&A

Question	Answer
1 同名半盲は前大脳動脈の閉塞が原因となることが多い。	**1** ☐ ×：前大脳動脈 → 後大脳動脈 視覚野（後頭葉）の障害で起こる。
2 半側空間無視は今日の日付を答えさせることで評価できる。	**2** ☐ ×：今日の日付を答えさせる試験は認知症の簡易検査として用いられる。
3 半側空間無視は検者の母指と示指で輪を作らせるパーフェクトO試験で評価する。	**3** ☐ ×：パーフェクトO試験は前骨間神経麻痺の鑑別に用いられる。
4 半側空間無視は直線の中点に印をつけさせることで評価できる。	**4** ☐ ○：線分二等分検査
5 アテローム血栓性脳梗塞は日中活動時に発症することが多い。	**5** ☐ ×：睡眠中に発症し、起床時に気づくことが多い。
6 ラクナ梗塞では高次皮質機能障害を伴うことが多い。	**6** ☐ ×：症状は無症状か軽いことが多い。
7 脳梗塞は心臓に形成された血栓が原因となることが多い。	**7** ☐ ×：脳梗塞 → 脳塞栓（心原性）
8 心房細動は心原性脳塞栓の原因となる。	**8** ☐ ○
9 脳塞栓の症状は階段状に進行する。	**9** ☐ ×：突発完成型である。
10 出血性梗塞は脳塞栓後に起こりやすい。	**10** ☐ ○
11 脳動脈解離は椎骨動脈に好発する。	**11** ☐ ○
12 無菌性髄膜炎の多くは結核菌が原因である。	**12** ☐ ×：結核菌 → ウイルス
13 髄膜炎ではバビンスキー徴候がみられる。	**13** ☐ ×：バビンスキー徴候 → ケルニッヒ徴候
14 神経鞘腫は視神経に生じることが多い。	**14** ☐ ×：視神経 → 内耳神経
15 神経膠腫は難聴を初発症状とすることが多い。	**15** ☐ ×：神経膠腫 → 神経鞘腫
16 聴神経鞘腫では顔面神経麻痺を生じる。	**16** ☐ ○
17 聴神経鞘腫では嗅覚異常がみられる。	**17** ☐ ×：嗅覚の伝導路は障害されない。

18 聴神経鞘腫の初発症状として耳鳴りがある。	**18** □ ○：内耳神経の障害により起こる。
19 聴神経鞘腫の症状として失調性歩行がある。	**19** □ ○：脳幹や小脳の圧迫により生じる。
20 聴神経腫瘍では継ぎ足歩行は不能である。	**20** □ ○：小脳障害により生じる。
21 聴神経腫瘍では角膜反射は保たれる。	**21** □ ×：三叉神経の障害により消失する。
22 聴神経腫瘍では深部腱反射が亢進する。	**22** □ ×：深部腱反射は錐体路障害で亢進する。
23 髄膜腫では脳圧亢進症状がみられる。	**23** □ ○
24 脳圧亢進症状としてうっ血乳頭がある。	**24** □ ○
25 脳圧亢進時には頭痛や嘔吐、頻脈が生じる。	**25** □ ×：頻脈はみられない。
26 パーキンソン病は40歳以下に初発することが多い。	**26** □ ×：50～60歳代で初発することが多い。
27 パーキンソン病の初期には左右対称性の手指振戦がみられる。	**27** □ ×：左右対称性 → 一側性
28 パーキンソン病が進行すると後傾姿勢をとる。	**28** □ ×：後傾姿勢 → 前傾前屈姿勢
29 パーキンソン病では自律神経症状はみられない。	**29** □ ×：起立性低血圧や便秘などがみられる。
30 パーキンソン病では動作時に振戦が悪化する。	**30** □ ×：振戦は安静時に出現する。
31 パーキンソン病では視力障害が見られることが多い。	**31** □ ×：みられない。
32 パーキンソン病では起立性低血圧がみられる。	**32** □ ○：自律神経症状
33 パーキンソン病では失語症がみられる。	**33** □ ×：みられない。
34 パーキンソン病では乏尿がみられる。	**34** □ ×：みられない。
35 パーキンソン病ではカイザー・フライシャー角膜輪がみられる。	**35** □ ×：パーキンソン病 → ウィルソン病
36 ウィルソン病では片麻痺となる。	**36** □ ×：片麻痺はみられない。運動障害として振戦がみられる。
37 ウィルソン病では肝硬変がみられる。	**37** □ ○

38 ウィルソン病では構音障害がみられる。

38 □ ○

39 ハンチントン病では大脳皮質に多数の老人斑を認める。

39 □ ×：ハンチントン病
→ アルツハイマー病

40 アルツハイマー病では片麻痺などの運動障害優位の症状がみられる。

40 □ ×：みられない。認知機能の低下が主症状である。

41 まだら認知症はアルツハイマー病でみられる。

41 □ ×：アルツハイマー病
→ 脳血管性認知症

42 アルツハイマー病は脳血管障害が原因となる。

42 □ ×：アルツハイマー病
→ 脳血管性認知症

43 ピック病は脳梗塞が原因となる。

43 □ ×：原因不明である。

44 ピック病では人格は保たれる。

44 □ ×：人格変化がみられる。

45 プリオン病では急速に進行する認知症がみられる。

45 □ ○

46 ゲルストマン症候群は優位半球の前頭葉の障害が原因となる。

46 □ ×：前頭葉 → 頭頂葉

47 重症筋無力症では筋の易疲労性がみられる。

47 □ ○

48 重症筋無力症は男性に多く発症する。

48 □ ×：女性に多い。

49 重症筋無力症では血清CKの上昇を認める。

49 □ ×：CKの上昇は心筋梗塞や筋ジストロフィーなど筋細胞の壊死がある際にみられる。

50 重症筋無力症は遺伝性疾患である。

50 □ ×：自己免疫疾患である。

51 デュシェンヌ型筋ジストロフィーは女性に多い。

51 □ ×：伴性劣性遺伝するため、原則男児に発症する。

52 デュシェンヌ型筋ジストロフィーでは関節拘縮による踵足がみられる。

52 □ ×：踵足 → 尖足

53 デュシェンヌ型筋ジストロフィーではガワーズ徴候がみられる。

53 □ ○：登攀性起立

54 デュシェンヌ型筋ジストロフィーでは血清CKは正常範囲である。

54 □ ×：血清CKが上昇する。

55 筋萎縮性側索硬化症（ALS）では感覚障害がみられる。

55 □ ×：みられない（陰性四徴候）。

56 ALSでは錐体外路症状がみられる。	**56** □ ×：錐体路（上位運動ニューロン）が障害されるため、錐体路徴候がみられる。
57 ALSでは眼球運動が障害される。	**57** □ ×：障害されない（陰性四徴候）。
58 ALSの予後は良好である。	**58** □ ×：予後不良。発症後約2−5年で死亡することが多い。
59 ギラン・バレー症候群は末梢神経障害である。	**59** □ ○：ニューロパチー
60 ギラン・バレー症候群では非対称性の脱力がみられる。	**60** □ ×：非対称性 → 対称性
61 ギラン・バレー症候群では髄液検査で蛋白・細胞数の増加を認める。	**61** □ ×：細胞数は増加しない。中枢神経系の感染症では蛋白・細胞数ともに増加する。
62 ギラン・バレー症候群は予後不良である。	**62** □ ×：6ヶ月以内に自然治癒することが多い。
63 手根管症候群は橈骨神経の圧迫が原因である。	**63** □ ×：橈骨神経 → 正中神経
64 手根管症候群の原因として関節リウマチがある。	**64** □ ○
65 手根管症候群ではフローマン徴候がみられる。	**65** □ ×：手根管症候群 → 尺骨神経麻痺
66 手根管症候群では正中神経の神経伝導速度は正常である。	**66** □ ×：遅延する。
67 手根管症候群ではティネル徴候が陽性となる。	**67** □ ○
68 肘部管症候群は橈骨神経の絞扼が原因となる。	**68** □ ×：橈骨神経 → 尺骨神経
69 梨状筋症候群は大腿神経の絞扼が原因となる。	**69** □ ×：大腿神経 → 坐骨神経
70 足根管症候群は総腓骨神経麻痺である。	**70** □ ×：総腓骨神経 → 脛骨神経
71 末梢性顔面麻痺には顔面神経ブロックが有効である。	**71** □ ×：顔面神経 → 星状神経節
72 星状神経節ブロックは血行障害の治療に用いられる。	**72** □ ○
73 末梢性顔面麻痺では嗅覚障害がみられる。	**73** □ ×：みられない。味覚や聴覚が障害される。
74 末梢性顔面麻痺では対光反射の消失がみられる。	**74** □ ×：みられない。

75 末梢性顔面麻痺では顔面の感覚障害がみられる。

75 □ ×：感覚障害 → 運動障害
顔面感覚は三叉神経が担う。

76 末梢性顔面麻痺では味覚が低下する。

76 □ ○

77 特発性三叉神経痛は若年者に好発する。

77 □ ×：若年者 → 中年（40－60歳代）
女性にやや多い。

78 特発性三叉神経痛は前駆症状を伴う。

78 □ ×：症状は突発的に出現する。

79 特発性三叉神経痛は第1枝に生じることが多い。

79 □ ×：第1枝 → 第2,3枝

80 特発性三叉神経痛では痛みは一日中持続する。

80 □ ×：数秒〜数十秒の短時間の発作を繰り返す。

81 特発性三叉神経痛では痛みを誘発する特定の部位がある。

81 □ ○：トリガーポイントとよばれる。

82 特発性三叉神経痛では外科的手術以外の治療は有効でない。

82 □ ×：抗けいれん薬の内服が第一選択である。

83 三叉神経痛には硬膜外ブロックが有効である。

83 □ ×：三叉神経痛には三叉神経ブロックが用いられる。

84 坐骨神経痛は腰椎椎間板ヘルニアでみられる。

84 □ ○

85 片頭痛は若い女性に多い。

85 □ ○

86 片頭痛では非拍動性の痛みがみられる。

86 □ ×：非拍動性 → 拍動性

87 片頭痛時には入浴が有効である。

87 □ ×：血管拡張により増悪する。

88 緊張型頭痛では閃輝暗点がみられる。

88 □ ×：緊張型頭痛 → 片頭痛

89 群発頭痛は男性に多くみられる。

89 □ ○

90 群発頭痛ではドライアイを伴うことが多い。

90 □ ×：ドライアイ → 流涙や結膜充血

91 群発頭痛は両側性に発生する。

91 □ ×：両側性 → 一側性

3 ▶呼吸器・胸壁疾患

感染性肺疾患

☐ **かぜ症候群**の原因では（ウイルス）感染によるものが多い。

☐ **ニューモシスチス肺炎**は（真菌）感染症であり、（AIDS）など免疫低下宿主に好発する。急な（発熱）、（乾）性咳嗽、（呼吸）困難が三大症状で、胸部X線で（びまん）性の（スリガラス）状陰影がみられる。

☐ **マイコプラズマ肺炎**は（健常な若年者）に好発し、通常（2〜3週間）の潜伏期の後、激しく頑固な（乾）性咳嗽や発熱、胸痛がみられる。その他、嗄声や耳痛、咽頭痛、（消化器）症状など様々な症状が現れる場合がある。

☐ **結核**は（抗酸）菌の一種である結核菌の感染症で、（空気）感染※により肺結核を引き起こす。ほとんどが（不顕）性感染であり、（免疫低下）により顕性感染となる（二次結核）。
※咳やくしゃみから生じた飛沫（病原体を含む水分の粒子）から水分が蒸発し、非常に軽い微粒子（＝飛沫核）を吸い込むことで感染するもの。

☐ **肺結核**では（咳嗽）や（喀痰）、（発熱）、全身倦怠感がみられ、進行すると、（盗汗）（＝寝汗）、血痰、喀血などを生じる。

☐ **結核**では（ツベルクリン）反応※は陽性となり、胸部X線では（空洞）病変などがみられる。予防には弱毒化されたウシ型結核菌である（BCG）の接種が行われる。
※結核菌培養ろ液から精製した抗原を皮内投与し、48時間後に接種部位の発赤等を測定して感染を診断する検査。

☐ 近年、**結核**の血液検査では（クォンティフェロン）検査※が行われる。
※特異抗原の投与により放出されるインターフェロン−γを測定する。

閉塞性肺疾患

☐ **慢性閉塞性肺疾患（COPD）**は（肺気腫）と（慢性気管支炎）の合併により引き起こされる（不可逆）的で（進行）性の（閉塞）性換気障害を呈する疾患である。長期にわたる（喫煙）が原因となり、（労作）時の呼吸困難や咳、痰などがみられる。

☐ **肺気腫**は（終末細気管支）以下の肺胞壁の（破壊）を特徴とする疾患で、（口すぼめ）呼吸や残気量の（増加）による（ビール樽）状胸郭などの身体所見がみられる。

☐ **慢性気管支炎**は（痰）が毎日連続して3ヶ月以上持続し、これが2年以上におよぶものを指し、気道の慢性炎症により（気道分泌）が亢進し、気道の（狭窄）をきたす（閉塞）性呼吸器疾患である。（高齢の男性）に好発し、（喫煙）や大気汚染の関与が考えられている。

☐ **気管支喘息**は気道の（炎症）や気道（過敏）性の亢進により（可逆）性の気道狭窄をきたす（閉塞）性換気障害で、発作性の（呼気）性呼吸困難を起こす。発作は（夜間）や（早朝）に出現しやすく、好発する季節は（秋）が最も多い。

びまん性肺疾患

☐ **拘束性肺疾患**は肺の（拡張）不全、（容量）の減少により呼吸機能障害をきたすもので、（肺活量）の減少（<80%）を主徴候とする。代表疾患として（間質性肺炎）がある。

☐ **間質性肺炎**は肺胞壁などの肺の（間質）の炎症を主な病変とする疾患の総称で、進行すると広範な（肺線維症）をきたす。肺コンプライアンス※が（低下）し、吸気終末時には（捻髪）音が聴取される。
※肺の膨らみやすさ。

☐ **特発性肺線維症**は（原因不明）の肺線維症で、（50）歳以上の（男性喫煙者）に多く、（乾）性咳嗽、（労作性呼吸困難）、ばち状指などがみられる。

腫瘍性疾患

☐ **原発性肺癌**には（小細胞）癌と（非小細胞）癌があり、後者は（扁平上皮）癌、（腺）癌、（大細胞）癌に分類される。

☐ **肺癌**の症状は発生部位によって異なり、肺門部では（呼吸困難）、反回神経への浸潤では（嗄声）が、上大静脈への浸潤では頭部や上肢の（うっ血）や（浮腫）が、頸部交感神経節への浸潤では（ホルネル）症候群※を生じる。
※2. 神経・筋疾患 参照。

☐ **肺扁平上皮癌**の腫瘍マーカーとして（SCC）抗原や（CYFRA21）が用いられる。

その他

☐ **気胸**は肺の一部が破れて空気が胸腔内に漏れ、肺が（虚脱）した（＝しぼんだ）状態である。

☐ **原発性自然気胸**は（高）身長、（痩せ）型の若い（男）性に多く、（突然）の呼吸困難と（胸痛）で発症する。再発率は（高く）、また、（喫煙）は発症リスクを増加させる。

☐ **外傷性気胸**は（肋骨）骨折や胸部への（注射針の刺入）などに伴って起こる。

☐ **緊張性気胸**は吸気時に胸腔内に流入した空気が呼気時に排出されず、胸腔内圧が（上昇）する状態で、（自然気胸）によって起こる例が多い。治療として（胸腔ドレナージ）による脱気を緊急に行う必要がある。

☐ **CO_2ナルコーシス**は体内へのCO_2の（蓄積）により、（自発呼吸）の減弱、呼吸性（アシドーシス）、（意識）障害などをきたす状態で、（COPD）などのⅡ型呼吸不全の患者に高濃度O_2投与を行った時などに生じる。

☐ **睡眠時無呼吸症候群**は睡眠中（10）秒以上の呼吸停止が1時間に（5）回以上みられる病態で、（肥満）型の男性に好発する。睡眠中の（いびき）や日中の（傾眠）などがみられ、（高血圧）や（虚血）性心疾患、（脳血管）障害を伴うことがある。

3 ▶呼吸器・胸壁疾患 Q&A

Question	Answer
1 かぜ症候群の原因として細菌感染が最も多い。	**1** □ ×：細菌 → ウイルス
2 ニューモシスチス肺炎はウイルス感染が原因となる。	**2** □ ×：ウイルス → 真菌
3 ニューモシスチス肺炎はAIDSの合併症として重要である。	**3** □ ○
4 ニューモシスチス肺炎ではX線でスリガラス様陰影がみられる。	**4** □ ○
5 マイコプラズマ肺炎は高齢者に発症することが多い。	**5** □ ×：高齢者 → 若年者
6 マイコプラズマ肺炎の潜伏期は約2〜3日である。	**6** □ ×：2〜3日 → 2〜3週間
7 マイコプラズマ肺炎では下痢などの消化器症状を伴うことがある。	**7** □ ○
8 マイコプラズマ肺炎では湿性咳嗽が特徴的である。	**8** □ ×：湿性咳嗽 → 乾性咳嗽
9 肺結核では発熱はみられない。	**9** □ ×：多くは長引く微熱がみられる。
10 肺結核では乾性咳嗽がみられる。	**10** □ ×：乾性咳嗽 → 湿性咳嗽
11 肺結核のほとんどが接触感染で発症する。	**11** □ ×：接触感染 → 空気感染、飛沫感染
12 肺結核では一次結核症が多い。	**12** □ ×：一次結核症 → 二次結核症
13 結核感染の検査としてクォンティフェロン検査がある。	**13** □ ○
14 肺結核は、糖尿病患者などの免疫低下患者では再発しやすい。	**14** □ ○
15 COPDは可逆性の疾患である。	**15** □ ×：可逆性 → 不可逆性
16 閉塞性換気障害は肺活量の低下を特徴とする。	**16** □ ×：肺活量 → 1秒率
17 肺気腫では気管支に病変が認められる。	**17** □ ×：気管支 → 終末細気管支以下

18 肺気腫は肺胞壁に線維化を起こしたものである。

18 □ ×：肺胞壁の破壊を生じる。線維化は起こらない。

19 肺気腫ではビール樽状胸郭がみられる。

19 □ ○

20 肺気腫では呼気の短縮がみられる。

20 □ ×：短縮 → 延長

21 肺気腫では肺機能検査で残気量の低下がみられる。

21 □ ×：低下 → 増加

22 慢性気管支炎では拘束性換気障害がみられる。

22 □ ×：拘束性 → 閉塞性

23 慢性気管支炎は若年者に多くみられる。

23 □ ×：若年者 → 高齢者

24 慢性気管支炎の原因として喫煙がある。

24 □ ○：長期の喫煙が原因となる。

25 慢性気管支炎では乾性咳嗽がみられる。

25 □ ×：乾性咳嗽 → 湿性咳嗽

26 気管支喘息では気道は慢性的な炎症状態にある。

26 □ ○

27 気管支喘息では気管支が拡張する。

27 □ ×：拡張 → 狭窄

28 気管支喘息は不可逆的な気管支狭窄がみられる。

28 □ ×：不可逆的 → 可逆的

29 気管支喘息の発作は季節の変わり目に起こりやすい。

29 □ ○：秋が最も多い。

30 気管支喘息の発作時には咳嗽や呼吸困難がみられる。

30 □ ○：非発作時には症状はほとんどない。

31 気管支喘息では拘束性換気障害がみられる。

31 □ ×：拘束性 → 閉塞性

32 拘束性換気障害では1秒率の低下がみられる。

32 □ ×：1秒率 → 肺活量

33 間質性肺炎では閉塞性換気障害がみられる。

33 □ ×：閉塞性 → 拘束性

34 間質性肺炎では肺コンプライアンスが増加する。

34 □ ×：増加 → 低下

35 間質性肺炎では吸気終末期に捻髪音が聴取される。

35 □ ○：ベルクロ・ラ音ともよばれる。

36 特発性肺線維症は若年者に好発する。

36 □ ×：60歳代に多い。

37 特発性肺線維症は細菌性肺炎の一種である。

37 □ ×：細菌性肺炎ではない。

38 特発性肺線維症では肺胞壁の破壊がみられる。

38 □ ×：破壊 → 炎症・線維化

39 原発性肺癌が頸部交感神経節に浸潤すると、眼瞼下垂を生じる。

39 □ ○：ホルネル症候群。その他、縮瞳、眼球陥凹、発汗低下など。

40 肺癌が反回神経に浸潤すると、縮瞳を生じる。

40 □ ×：縮瞳 → 嗄声

41 肺癌が上大静脈に浸潤すると、うっ血乳頭が生じる。

41 □ ×：頭部や上肢のうっ血や浮腫がみられる。うっ血乳頭は頭蓋内圧亢進症状である。

42 肺癌が気管支に浸潤すると呼吸困難を生じる。

42 □ ○

43 肺癌の検査では超音波検査が有効である。

43 □ ×：空気は超音波を通しにくいため、肺の検査には不適。

44 肋間神経ブロックは気胸の原因となる。

44 □ ○：外傷性（医原性）気胸の原因となる。

45 自然気胸は高齢者に好発する。

45 □ ×：高齢者 → 若年者

46 自然気胸は女性に好発する。

46 □ ×：女性 → 男性

47 自然気胸は肥満者に好発する。

47 □ ×：痩せ型の人に多い。

48 自然気胸は喫煙者に好発する。

48 □ ○

49 自然気胸は再発することはない。

49 □ ×：再発率が高い。

50 気胸は突然の呼吸困難で発症する。

50 □ ○：その他、突然の胸痛で発症する。

51 緊張性気胸は自然気胸に引き続いて起こることが多い。

51 □ ○：その他、医原性、外傷性の原因がある。

52 緊張性気胸は保存療法で軽快することが多い。

52 □ ×：緊急措置が必要となる。

53 CO_2ナルコーシスのリスクとして肺気腫がある。

53 □ ○：COPD患者への高濃度O_2投与が呼吸中枢抑制を引き起こす。

54 肥満は睡眠時無呼吸症候群の原因となる。

54 □ ○

MEMO

4 ▶循環器疾患

心臓疾患

- [ ] **心不全**とは種々の原因により心臓の（ポンプ）機能が低下し、全身に血液を送り出せなくなった状態で、（うっ血）※による症状が主体となるため（うっ血）性心不全ともよばれる。
  ※血流障害により静脈内に血液が溜まった病態。

- [ ] **左心不全**では（心拍出量）が低下し、血圧（低下）、（頻）脈、冷汗、四肢（チアノーゼ）、脳虚血による（意識）障害、腎虚血による（乏）尿などがみられる。また、肺うっ血により（呼吸）困難を起こし、進行すると（肺高血圧）となる。

- [ ] **右心不全**では（体）循環のうっ血により、頸静脈（怒張）や腹水、（浮腫）、肝腫大、体重（増加）などがみられる。

- [ ] **心不全**では胸部X腺検査で（心拡大）が認められ、血液検査では（BNP）※の上昇がみられる。
  ※脳性ナトリウム利尿ペプチド：（心室）から分泌されるホルモンで、（利尿）作用、血管（拡張）作用などを持つ。

- [ ] **心臓弁膜症**とは心臓弁や支持組織の障害による急性または慢性の（弁機能）障害をおこす疾患で、原因として（溶連菌）感染による（リウマチ熱）が多い（近年減少）。

- [ ] **僧帽弁狭窄症**では僧帽弁の狭窄により（拡張）期に左房から左室への血液の流入が障害され、左心房圧が（上昇）する。

- [ ] **僧帽弁狭窄症**では（拡張）期に僧帽弁開放音［＝（オープニングスナップ）］や遠雷様の雑音［＝（ランブル）音］が聴取される。

- [ ] **僧帽弁閉鎖不全症**では（収縮）期に左室から左房へ血液の（逆流）が生じ、聴診では（収縮）期に（逆流）性の雑音が聴取される。また、Ⅰ音の（減弱）が認められる。

- [ ] **大動脈弁狭窄症**は大動脈の狭窄により（収縮）期に左室から大動脈への血液の（駆出）が障害されるもので、心拍出量低下により（失神）発作や（遅脈）※・（小脈）※※、血圧（低下）がみられる。
  ※緩やかに大きくなり、緩やかに小さくなる脈。
  ※※脈圧（最高血圧と最低血圧の差）が小さいもの。

- [ ] **大動脈弁狭窄症**では、左心不全により（肺うっ血）となり、息切れや狭心痛などの症状がみられる。聴診では（収縮）期に駆出性雑音が聴取され、胸部X線では（左室）肥大の所見がみられる。

- [ ] **大動脈弁閉鎖不全症**は大動脈弁の閉鎖が不完全のため、（拡張）期に左心室に血液が（逆流）するもので、（拡張）期に灌水様雑音が聴取される。

- [ ] **僧帽弁逸脱症**は収縮期に僧帽弁の一部が（左房）内に逸脱することにより、（左室）から（左房）に血液が逆流する症候群で、大部分は（無症状）で経過する。収縮中期の（クリック）音や逆流による（収縮後期）の雑音が聴取される。

- **不整脈**は（心拍数）や心収縮の（リズム）が一定でない状態で、（刺激生成）の異常に基づくものと（興奮伝導）の異常に基づくものに分類される。

- **心房細動**は（心房）が洞房結節の刺激によらずに速く部分的に興奮収縮し、規則的な洞房結節の活動が伝わらず、心室の収縮が（不規則）な間隔で起こる状態で、心電図では（P波）の消失や（細動波）の出現が認められる。

- **心筋症**は心筋の（変性）により心機能障害をきたす疾患で、（拡張）型心筋症、（肥大）型心筋症、（拘束）型心筋症などに分類される。

- **肥大型心筋症**は（心室筋）の肥大により、（拡張）機能の低下や（不整脈）などをきたす疾患で、（突然死）の危険性が高いため、（激しい運動）は禁止する。特に、左室流出路の閉塞があるものを（閉塞）性肥大型心筋症といい、肥大型心筋症の約25％を占める。

- **心房中隔欠損症**は心房中隔の発育障害で欠損孔が生じ、（左）房から（右）房に血液が流入する（先天）性心疾患で、（卵円孔）の位置での欠損（＝二次欠損）が最も多い。左→右シャント※により右心への血流量が（増加）し、右房・右室の（拡大）を生じ、肺血流量が（増加）する。
  ※血液が本来通る場所とは別のルートを通るもの。

- **心房中隔欠損症**や**心室中隔欠損症**では（左）心から（右）心へのシャントが形成され、（右）心への血液流入により（右）心系の負荷が増大する。

- **ファロー四徴症**は（肺動脈）狭窄、（心室中隔）欠損症、大動脈（騎乗）※、（右室）肥大の4つの心奇形を伴う（先天）性心疾患である。
  ※大動脈が左右の心室にまたがっている状態

- **心原性ショック**は心疾患により（心拍出量）が低下し、急激に末梢循環不全となった状態で、（蒼白）（pallor）、（虚脱）（prostration）、（脈拍触知）不能（pulselessness）、（冷汗）（perspiration）、（呼吸）障害（pulmonary disorder）がみられる（ショックの5P）。

- **心タンポナーデ**は（心膜液）貯留により心膜内圧が上昇し、心室の（拡張）障害をきたす状態で、血圧（低下）、静脈圧（上昇）、心音（減弱）などがみられる。

- **自動体外式除細動器（AED）**は（心室細動）などに対して電気ショックを与え、正常なリズムに戻す装置で、（薬事法）に規定されている。操作方法が簡略化されているため、（非医療従事者）でも使用可能である。AEDの解析時やショック実行時には対象者に（触れて）はならない。

冠動脈疾患

- **虚血性心疾患**は、（冠状）動脈の狭窄や閉塞により、心筋への血流が減少し酸素不足に陥った疾患の総称で、代表疾患として（狭心症）や（心筋梗塞）がある。

- **虚血性心疾患**の危険因子には（動脈硬化）を促進する因子［（高）血圧、（脂質）異常症、（糖尿）病、肥満、高尿酸血症、喫煙］やストレス、家族歴などがある。

- **狭心症**は、冠動脈の（一過）性の狭窄や攣縮による（短時間）の心筋虚血状態である。最も多いのは（運動）時に胸痛発作がみられる（労作）性狭心症で、（安静）により痛みは消

失する。典型例では、発作時に心電図でST（低下）がみられ、発作は（ニトログリセリン※舌下）錠で消失する。
※血管拡張作用を持つ硝酸薬の一種。

- [ ] **狭心症**のうち、発作の発現様式や症状に変化があるものを（不安定）狭心症といい、（心筋梗塞）に移行しやすい。また、冠動脈の攣縮が原因となる狭心症を（冠攣縮）性狭心症（＝異型狭心症）といい、（夜間）〜（早朝）、（安静）時に発作がみられることが多く（安静時狭心症）、心電図では（ST上昇）がみられる。

- [ ] 労作性狭心症に対しては（運動負荷）心電図を、安静時狭心症に対しては（ホルター）心電図※を用いる。
  ※携帯型の心電計を装着することで24時間の記録を行うもの。

- [ ] **心筋梗塞**は冠動脈の閉塞により心筋（壊死）に陥ったもので、胸痛は激しく、長時間（持続）する。ニトログリセリンは（無効）で、心電図では経時的にST（上昇）、（異常Q）波、（冠性T）波がみられる。

- [ ] **心筋梗塞**では、心筋壊死により（CK）（クレアチンキナーゼ）やAST、LDHなどの（逸脱酵素）や（トロポニンT）やミオグロビン、H−FABPなどの心筋内の成分が血中に増加する。

動静脈疾患

- [ ] **動脈硬化**では、血管内膜に（コレステロール）などの脂質が沈着して粥状硬化巣を形成する（アテローム）性（粥状）動脈硬化が最も多い。

- [ ] **大動脈瘤**は（動脈硬化）などにより動脈壁の弾力性が低下し、動脈が瘤状に膨らんだ状態で、（無症状）で経過する例が多い。

- [ ] 大動脈の（内膜）が裂け、裂け目に血液が流入し動脈瘤を形成したものを（解離）性大動脈瘤といい、（突然）の胸背部の激痛で発症する。未治療の場合、予後は（致命的）である。

血圧異常

- [ ] **高血圧症**は、原因不明の（本態）性高血圧と基礎疾患が原因となる（二次）性高血圧に分類される。ほとんどが（本態）性高血圧で、（肥満）やストレス、（塩分）過剰摂取、（アルコール）過飲など様々な生活習慣が危険因子となる。

MEMO

4 ▶ 循環器疾患 Q&A

Question	Answer
1 心不全の症状として呼吸困難がある。	**1** □○
2 心不全ではうっ血症状が主体となる。	**2** □○
3 心不全ではX線検査で心陰影の縮小が認められる。	**3** □×：縮小 → 拡大
4 左心不全では尿量が増加する。	**4** □×：増加 → 低下
5 左心不全では左房径が拡大する。	**5** □○：左心に血液がうっ滞するため。
6 左心不全では肺動脈圧が低下する。	**6** □×：低下 → 増加
7 右心不全では頸静脈怒張がみられる。	**7** □○
8 心不全の血液検査にはALPが用いられる。	**8** □×：ALPは肝胆疾患、骨疾患などで上昇する。
9 心不全の血液検査ではBNPを測定する。	**9** □○：脳性ナトリウム利尿ペプチド
10 僧帽弁狭窄症は先天性が多い。	**10** □×：リウマチ熱の後遺症が多い。
11 僧帽弁狭窄症では左心房圧が低下する。	**11** □×：低下 → 上昇
12 僧帽弁狭窄症では心拍出量が増加する。	**12** □×：増加 → 低下 左室への血液流入量が低下するため。
13 僧帽弁狭窄症では心房細動の合併が多い。	**13** □○
14 僧帽弁狭窄症では収縮期雑音が聴取される。	**14** □×：収縮期雑音 → 拡張期雑音
15 僧帽弁閉鎖不全では頸動脈雑音が聴取される。	**15** □×：頸動脈雑音 → 収縮期雑音、Ⅰ音の減弱
16 大動脈弁狭窄症では拡張期雑音が聴取される。	**16** □×：拡張期雑音 → 収縮期雑音
17 大動脈弁狭窄症では右室肥大となる。	**17** □×：右室 → 左室
18 大動脈弁狭窄症では肺うっ血となる。	**18** □○
19 大動脈弁狭窄症では心拍出量が低下する。	**19** □○
20 大動脈弁狭窄症ではランブル音が聴取される。	**20** □×：大動脈弁狭窄症 → 僧帽弁狭窄症

21 大動脈弁狭窄症では収縮中期のクリック音が聴取される。	**21** ☐ ×：大動脈弁狭窄症 → 僧帽弁逸脱症
22 大動脈弁狭窄症ではオープニングスナップが聴取される。	**22** ☐ ×：大動脈弁狭窄症 → 僧帽弁狭窄症
23 大動脈弁狭窄症では遅脈となる。	**23** ☐ ○：大動脈弁狭窄により駆出に時間を要する。
24 大動脈弁狭窄症では大脈となる。	**24** ☐ ×：大脈 → 小脈
25 大動脈弁閉鎖不全症では拡張期雑音が聴取される。	**25** ☐ ○
26 閉塞性肥大型心筋症では大動脈圧が上昇する。	**26** ☐ ×：上昇 → 低下 心拍出量が低下するため。
27 閉塞性肥大型心筋症では突然死のリスクが高い。	**27** ☐ ○
28 閉塞性肥大型心筋症では胸部大動脈瘤がみられる。	**28** ☐ ×：みられない。
29 閉塞性肥大型心筋症では肺動脈弁狭窄症がみられる。	**29** ☐ ×：みられない。
30 心房中隔欠損症では卵円孔型が最も多い。	**30** ☐ ○
31 心房中隔欠損症では肺動脈領域に収縮期雑音を聴取する。	**31** ☐ ○：肺血流量が増加するため。
32 心房中隔欠損症では左房の拡大がみられる。	**32** ☐ ×：左房 → 右房
33 心房中隔欠損症では肺血流量が体血流量よりも低下する。	**33** ☐ ×：低下 → 増加
34 ファロー四徴症では肺動脈狭窄がみられる。	**34** ☐ ○
35 ファロー四徴症は大動脈騎乗がある。	**35** ☐ ○
36 ファロー四徴症では左室肥大を呈する。	**36** ☐ ×：左室 → 右室
37 ファロー四徴症では大血管転位[※]がみられる。	**37** ☐ ×：みられない。 ※生まれつき大動脈と肺動脈の位置が逆になっているもの。
38 心原性ショックは循環血液量の減少で起こる。	**38** ☐ ×：心拍出量の低下で起こる。

39	出血性ショックでは脈拍が減弱する。	39 □ ○：ショックの5P

39 出血性ショックでは脈拍が減弱する。　　　　39 □ ○：ショックの5P

40 出血性ショックでは血圧が上昇する。　　　　40 □ ×：上昇 → 低下

41 出血性ショックでは皮膚温の上昇が認められる。　41 □ ×：上昇 → 低下

42 出血性ショックでは呼吸数の低下がみられる。　42 □ ×：低下 → 増加

43 AEDは医療法に規定されている。　　　　　43 □ ×：医療法 → 薬事法

44 AEDで除細動をする際には、対象者の体に触れないようにする。　　44 □ ○

45 AEDを使用する際は医師の支持に従って行う。　45 □ ×：一般人でも使用可能である。

46 AEDは自動的に心室細動を検知し、除細動できる。　46 □ ○

47 労作性狭心症では安静により胸痛が軽減する。　47 □ ○

48 狭心症のリスクとして低HDL血症がある。　　48 □ ○：脂質異常症

49 狭心症のリスクとして低血糖がある。　　　　49 □ ×：低血糖 → 高血糖

50 狭心症のリスクとして低血圧がある。　　　　50 □ ×：低血圧 → 高血圧

51 狭心症の合併症として僧帽弁狭窄症がある。　51 □ ×：僧帽弁狭窄症はリウマチ熱の後遺症として起こることが多い。

52 狭心症の合併症として心室性期外収縮がある。　52 □ ○：不整脈

53 狭心症の合併症として心房中隔欠損症がある。　53 □ ×：心房中隔欠損症は先天性心疾患である。

54 狭心症では心電図検査でST上昇が認められる。　54 □ ×：ST上昇 → ST低下

55 狭心症の発作時にはニトログリセリンの舌下投与が有効である。　55 □ ○

56 労作性狭心症に対してホルター心電図が用いられる。　56 □ ×：労作性 → 安静時

57 冠攣縮型狭心症は日中活動時に起こることが多い。　57 □ ×：日中活動時 → 夜間〜早朝、安静時

58 不安定狭心症は心筋梗塞に移行する可能性が高い。　58 □ ○

59 心筋梗塞では運動負荷心電図が行われる。	59 ☐ ×：心筋梗塞 → 労作性狭心症
60 心筋梗塞では心電図検査でST低下がみられる。	60 ☐ ×：ST低下 → ST上昇
61 心筋梗塞では心電図検査で異常Q波がみられる。	61 ☐ ○
62 心筋梗塞では心電図検査で肺性P波がみられる。	62 ☐ ×：肺性P波は右房負荷時にみられる。
63 心筋梗塞では心電図検査で冠性T波がみられる。	63 ☐ ○
64 心筋梗塞では心電図検査でPQ時間の短縮がみられる。	64 ☐ ×：PQ短縮はWPW症候群などでみられる。
65 急性心筋梗塞の血液検査では赤血球数が重要である。	65 ☐ ×：心筋障害マーカーの上昇を確認する。
66 急性心筋梗塞の血液検査ではトロポニンTの上昇を確認する。	66 ☐ ○：確定診断に重要。
67 急性心筋梗塞の血液検査ではコリンエステラーゼ（ChE）の低下を確認する。	67 ☐ ×：ChEは肝臓で合成されるため、肝機能検査で用いる。
68 急性心筋梗塞ではALPの上昇がみられる。	68 ☐ ×：心筋梗塞ではCK、AST、LDHなどの逸脱酵素の上昇がみられる。
69 解離性大動脈瘤の危険因子として高血圧がある。	69 ☐ ○
70 解離性大動脈瘤では突然の激痛を生じる。	70 ☐ ○
71 解離性大動脈瘤の予後は良好である。	71 ☐ ×：至急治療を行わないと予後不良。
72 解離性大動脈瘤の検査として胸腹部CTが有用である。	72 ☐ ○
73 解離性大動脈瘤の合併症として大動脈弁狭窄症がある。	73 ☐ ×：大動脈弁狭窄症 →（急性）大動脈弁閉鎖不全
74 解離性大動脈瘤の合併症として心タンポナーデがある。	74 ☐ ○

5 ▶消化器疾患

食道疾患

- [ ] **逆流性食道炎**は（胃酸）の逆流により、食道粘膜にびらんや（潰瘍）※などを生じるもので、（胸やけ）や呑酸（口の中に上がってくる酸っぱい味覚）などがみられる。
  ※粘膜下層におよぶ組織の欠損

- [ ] **マロリー・ワイス症候群**は（嘔吐）の反復により、食道下端の粘膜に裂創を生じ、（吐血）をきたす疾患で、過度の（アルコール）摂取などが誘因となる。

- [ ] **食道癌**の組織型では（扁平上皮）癌が多く、（胸部中部）食道に好発する。初期は（無症状）であるが、進行すると、（狭窄）感、（嚥下）困難（特に固形物）、（体重）減少、（嗄声）※などを生じる。
  ※かすれ声のこと。食道癌により（反回）神経が圧迫されるとみられる。

- [ ] **食道癌**の危険因子として、アルコール、（喫煙）、（熱い）食事などがある。

- [ ] **食道癌**の腫瘍マーカーには（SCC）（＝扁平上皮癌関連抗原）や（CEA）（＝癌胎児性抗原）が用いられる。早期癌では（内視鏡）的治療が可能であるが、それ以外では（外科）的治療、（化学放射線）療法が選択される。

胃疾患

- [ ] ヘリコバクター・ピロリ（ピロリ菌）の感染は（慢性胃炎）や（胃・十二指腸潰瘍）、（胃癌）の発症と関連があるとされる。

- [ ] **胃・十二指腸潰瘍**は（胃酸）や（消化酵素）が自己の組織に作用し［→（自己消化）］、（潰瘍）を形成したもの（＝消化性潰瘍）で、（男性）に多く発症する。

- [ ] **胃潰瘍**の好発部位は（小弯）で、**十二指腸潰瘍**の好発部位は（球部前壁）である。

- [ ] **胃潰瘍**では（食後）に、**十二指腸潰瘍**では（空腹時）に心窩部痛を生じる。出血すると、（コーヒー残渣）様の吐血や（タール）便がみられる。

- [ ] **胃・十二指腸潰瘍**では上部消化管内視鏡検査で（ニッシェ）※や（ひだ集中）像が認められる。
  ※潰瘍の陥凹部に造影剤が貯留した所見

- [ ] **胃癌**は胃粘膜に発生する悪性腫瘍で、組織型のほとんどが（腺癌）である。（50）歳以降に好発し、早期は（無症状）であるが進行すると、（体重）減少や（腹部）不快感、（心窩部）痛などが出現する。

- [ ] **胃癌**の腫瘍マーカーには（CEA）、（CA19−9）、AFPなどがあるが、（早期）癌では上昇しづらく、（進行）胃癌の治療効果や術後の経過観察の判定に用いられる。

- [ ] 胃切除後、胃の（貯留）機能が低下することで、摂取した食物が小腸に急速に流入し、食後に（腹痛）や（下痢）、悪心・嘔吐、動悸、（冷汗）、めまいなどの症状を呈するものを（ダ

ンピング）症候群という。食後2~3時間後に発生するものを（後期ダンピング症候群）といい、インスリン過剰分泌による（低血糖）症状が出現する。

腸疾患

☐ **潰瘍性大腸炎**は主に大腸粘膜にびらんや潰瘍を生じる（原因不明）のびまん性炎症性疾患で、（直腸）から始まり（連続）性に広がる（全周）性の病変がみられる。（若年者）に好発し、繰り返す（粘血）便、下痢、腹痛などがみられる。

☐ **潰瘍性大腸炎**の内視鏡検査では（偽ポリポーシス）※がみられ、注腸造影検査では（ハウストラ）（＝結腸膨起）の消失（＝鉛管像）などを認める。
※粘膜が脱落し、残った部分が多数のポリープのように見える状態。

☐ **潰瘍性大腸炎**の腸管内合併症として大量出血、（中毒性巨大結腸症）、狭窄、穿孔、（大腸癌）などがあり、腸管外合併症として（アフタ性口内炎）、（眼）症状［虹彩炎や（ぶどう膜）炎など］、関節炎、（結節性紅斑）、強直性脊椎炎、静脈血栓、壊疽性膿皮症、（原発性硬化性胆嚢炎）などがある。

☐ **クローン病**は（原因不明）の肉芽腫性炎症性疾患で、消化管壁は（全層）性に障害される。病変は（非連続）性で、口から肛門までの全ての消化管に起こりうるが、（回盲）部に好発する。

☐ **クローン病**の主症状として、（発熱）、体重減少、腹痛・圧痛、下痢がみられ、内視鏡検査では（縦走）潰瘍や（敷石）像などの所見が認められる。

☐ **クローン病**では腸管外合併症として（虹彩）炎、アフタ性（口内）炎、（関節）炎、（肛門）部病変、結節性（紅斑）などがみられる。

☐ **腸閉塞（イレウス）**は腸管内容の肛門側への（通過）が障害された状態で、物理的な腸管狭窄による（機械）的イレウスと腸管の麻痺や痙攣による（機能）的イレウスに大別される。

☐ **腸閉塞（イレウス）**では症状として、排便・排ガスの（停止）や腹部（膨満感）、（腹痛）、（嘔吐）などがみられる。

☐ **虚血性大腸炎**は（動脈硬化）や慢性の（便秘）などが原因となって起こる大腸の（血行）障害で、突然の（腹痛）と（下血）、下痢で発症する。大部分の症例が（保存的）治療で1~2週間のうちに治癒する。

☐ **虫垂炎**は（10~20）歳に好発し、（心窩）部痛や食欲不振、悪心・嘔吐などで発症する。その後、（右下腹）部に痛みが移動し、軽度の（発熱）を伴う。

☐ **虫垂炎**では（ブルンベルグ）徴候や（筋性防御）などの腹膜刺激症状がみられ、触診では（マックバーネー）点やランツ点などの圧痛を認める。

☐ （ブルンベルグ）徴候は腹壁を押した時よりも離した時に痛みが強くなる現象で、（反跳）痛ともいわれる。

☐ （筋性防御）は腹壁を触ると腹壁が病的に緊張して板状になるもので、腹腔内の強い（炎症）を示唆する。

- [ ] 右上前腸骨棘と臍を結んだ外側３分の１の位置にある圧痛点を（マックバーネー）点という。

- [ ] **過敏性腸症候群（IBS）**は（器質）的病変がみられないにも関わらず、（消化器）症状がみられるもので、（便秘）型、（下痢）型、それらを繰り返す交替型などがある。

- [ ] **大腸癌**の多くは（腺）癌で、（直腸）や（S状）結腸に好発する。早期は（無症状）であるが、進行すると（血便）、（便秘）、下痢、便柱狭小化などの症状が出現する。

- [ ] **大腸癌**の腫瘍マーカーとして（CEA）（＝癌胎児性抗原）や（CA19−9）が用いられる。

- [ ] **家族性大腸ポリポーシス**は大腸粘膜に100個以上の（ポリープ）ができる（遺伝）性疾患で、放置すると（癌化）する確率が高い。

肝臓疾患

- [ ] **A型肝炎**は（生ガキ）などの摂取が原因となり、HAV（A型肝炎ウイルス）が（経口）感染することで発症する。（発熱）や（黄疸）などの（一過）性の急性肝炎症状を起こすが、終生免疫獲得のため、（慢性化）しない。

- [ ] **B型肝炎**は（DNA）ウイルスであるHBV（B型肝炎ウイルス）の（血液・性・母子）感染により発症する。医療従事者の（針刺し）事故などが原因となることもある。成人では（治癒）することが多く、母子（垂直）感染では（慢性化）することが多い。

- [ ] 血清中のHBe抗原やHBs抗原はB型肝炎感染の（状態）を、HBc抗体やHBe抗体、HBs抗体は感染の（既往）を示す。

- [ ] **C型肝炎**は主にHCV（C型肝炎ウイルス）の（血液）感染により感染し、（慢性化）率が高い。

- [ ] **E型肝炎**はHEV（E型肝炎ウイルス）の（経口）感染による（一過）性の急性肝炎である。

- [ ] **B・C型肝炎**の治療には抗ウイルス用のある（インターフェロン）が用いられ、（A・B）型肝炎の予防にはワクチンが用いられている。

- [ ] **劇症肝炎**は急激で広範な肝細胞壊死により高度の（肝不全）を呈する予後（不良）な疾患で、原因として（B型）肝炎が最も多い。

- [ ] **慢性肝炎**の原因では（HCV・HBV感染）によるものが多く、症状は（無症状）のことが多い。慢性化状態の継続により（肝硬変）に移行し、（肝細胞癌）の発症リスクが高くなる。

- [ ] **肝硬変**では皮膚症状として（クモ）状血管腫や（手掌）紅斑、性ホルモンの代謝障害による（女性化）乳房などがある。また、門脈圧が（亢進）し（＝門脈圧亢進症）、（メズサの頭）とよばれる腹壁静脈の怒張や（脾）腫、（食道・胃）静脈瘤、（腹水）貯留などを合併する。

- [ ] **肝細胞癌**の多くは（C型肝炎）による肝硬変や慢性肝炎を経て発症する。

- [ ] **肝細胞癌**の腫瘍マーカーとして（AFP）や（PIVKA−Ⅱ）が用いられる。

- [ ] **脂肪肝**は肝細胞内に（中性脂肪）（トリグリセリド）が蓄積した状態で、アルコール、（肥満）、糖尿病などが原因となる。

胆道疾患

- [ ] **胆石症**は結石が形成される部位により、（胆嚢）結石（最多80％）、（総胆管）結石、肝内胆管結石に分類される。結石の種類では（コレステロール）結石が最も多く、その他（ビリルビン）結石などがある。

- [ ] **胆嚢結石**では（無症状）が多いが、胆石が胆嚢頸部や胆管に嵌頓すると（右季肋）部や心窩部などに疼痛を生じる。発作は（脂質）に富む食事の後に生じやすい。

- [ ] **急性胆嚢炎**は（胆嚢結石）が原因となることが多く、食後に（右季肋）部痛、発熱、（悪心・嘔吐）などがみられ、触診では圧痛、（筋性防御）、Murphy徴候などを認める。

- [ ] **急性胆嚢炎**の血液検査では白血球（増加）、（CRP）高値、（赤沈）亢進の炎症所見がみられ、画像診断では（腹部超音波）検査やCTで胆嚢壁の（肥厚）や胆嚢の（腫大）を認める。

- [ ] Murphy徴候は（右季肋）部を圧迫しながら患者に深呼吸させると、痛みのため途中で呼吸できなくなる現象で、（急性胆嚢炎）や（胆石症）で認められる。

膵臓疾患

- [ ] **急性膵炎**は（アルコール）や（胆石）などが原因となり、（膵酵素）が膵実質を破壊する（自己消化）により生じ、持続的な（上腹部）痛・（背部）痛、（発熱）、悪心・嘔吐などを呈する。腹痛は（胸膝）位で軽減する。

- [ ] **慢性膵炎**の原因では（アルコール）が最も多く、膵実質の脱落、線維化、（石灰）化などの不可逆的な変化が生じる。進行すると、膵臓の外分泌・内分泌能が低下し、（脂肪）便、下痢、（糖尿病）、体重減少などがみられる。

- [ ] **膵炎**では、血清・尿中に（アミラーゼ）や（リパーゼ）などの膵逸脱酵素※の上昇がみられる。
  ※本来、細胞内に存在する酵素が細胞壊死により血液中に流出したもの。

- [ ] **膵癌**は（膵管上皮）由来の悪性腫瘍で、（膵頭）部に好発する。初期は（無症状）であるが、進行すると腹痛、（黄疸）、（腰背部）痛、体重減少や急激な（糖尿病）の発生がみられる。血液検査では膵酵素や胆道系酵素、（CA19-9）や（CEA）などの腫瘍マーカーの上昇が認められる。

MEMO

5 ▶消化器疾患 Q&A

Question	Answer
1 逆流性食道炎の症状は食後や夜間にみられる。	**1** □○：その他、前屈位時など。
2 マロリー・ワイス症候群は喫煙が原因となる。	**2** □×：過度のアルコール摂取が原因となる。
3 食道癌では腺癌が多い。	**3** □×：腺癌 → 扁平上皮癌
4 食道癌は上部食道に好発する。	**4** □×：上部 → 胸部中部
5 食道癌では嗄声がみられる。	**5** □○：反回神経圧迫による。
6 食道癌では嚥下性肺炎がみられる。	**6** □○：嚥下障害により起こりうる。
7 食道癌では吐血がみられる。	**7** □○：食道に出血すると起こる。
8 食道癌で縮瞳が見られた場合、ホルネル症候群の合併が疑われる。	**8** □○：食道癌が頸部交感神経節を圧迫した場合にみられる。
9 食道癌の腫瘍マーカーとしてSCCが用いられる。	**9** □○：その他、CEAなど。
10 食道癌では化学療法は有効ではない。	**10** □×：切除不能例などに対して適応される。
11 胃潰瘍は女性に好発する。	**11** □×：女性 → 男性
12 胃潰瘍は大弯側に好発する。	**12** □×：大弯 → 小弯
13 胃潰瘍ではX線検査でニボーが認められる。	**13** □×：ニボー → ニッシェ ニボーはイレウスで認められる。
14 胃潰瘍はヘリコバクター・ピロリとの関連がある。	**14** □○
15 胃癌の腫瘍マーカーとしてCYFRAが用いられる。	**15** □×：CYFRAは肺癌のマーカーとして用いられる。
16 ダンピング症候群では食後に冷汗や腹痛、下痢を生じる。	**16** □○
17 ダンピング症候群では高血糖になる。	**17** □×：高血糖 → 低血糖
18 潰瘍性大腸炎では粘血便がみられる。	**18** □○
19 潰瘍性大腸炎では内視鏡検査で敷石像がみられる。	**19** □×：潰瘍性大腸炎 → クローン病

20 潰瘍性大腸炎では全周性の潰瘍が認められる。

20 □ ○

21 潰瘍性大腸炎の合併症として口腔内アフタがある。

21 □ ○

22 潰瘍性大腸炎の合併症として痔瘻がある。

22 □ ×：痔瘻はクローン病で高頻度に合併する。

23 潰瘍性大腸炎の合併症として結節性紅斑がある。

23 □ ○

24 クローン病では手掌紅斑がみられる。

24 □ ×：手掌紅斑は肝硬変でみられる。

25 クローン病の合併症として関節炎がある。

25 □ ○

26 クローン病では唾液分泌が減少する。

26 □ ×：唾液分泌減少はシェーグレン症候群でみられる。

27 麻痺性イレウスでは嘔吐を生じる。

27 □ ○

28 麻痺性イレウスでは腹痛を生じる。

28 □ ○

29 麻痺性イレウスでは下痢がみられる。

29 □ ×：みられない。排便は停止する。

30 麻痺性イレウスでは腹部の膨満感がみられる。

30 □ ○

31 虚血性大腸炎の合併症として中毒性巨大結腸がある。

31 □ ×：虚血性大腸炎 → 潰瘍性大腸炎

32 虚血性大腸炎の合併症としてブドウ膜炎がある。

32 □ ×：虚血性大腸炎 → 潰瘍性大腸炎

33 虫垂炎ではマーフィー徴候がみられる。

33 □ ×：マーフィー徴候
　　　　 → ブルンベルグ徴候
　　　　マーフィー徴候は急性胆嚢炎でみられる。

34 過敏性腸症候群はストレスが誘因となると考えられている。

34 □ ○

35 大腸癌の腫瘍マーカーとしてSCCが用いられる。

35 □ ×：CEAやCA19-9 が用いられる。

36 A型肝炎は垂直感染する。

36 □ ×：垂直感染 → 経口感染

37 A型急性肝炎では前駆症状として発熱がみられる。

37 □ ○

38 A型急性肝炎の治療としてインターフェロン投与が有効である。

38 □ ×：安静や対症療法が中心となる。

39 A型急性肝炎は慢性化しやすい。

39 □ ×：慢性化しない。

40 HBVはRNAウイルスである。	**40** □ ×：RNA → DNA HAV、HCVはRNAウイルス。
41 B型肝炎の原因として生牡蠣の摂取がある。	**41** □ ×：B型 → A型
42 B型肝炎の原因として鍼刺し事故がある。	**42** □ ○
43 B型肝炎は、成人では慢性化することが多い。	**43** □ ×：成人 → 乳幼児（母子感染）
44 HBe抗原陽性患者では感染力は低下している。	**44** □ ×：肝炎活動中で感染力が強い状態を示す。
45 C型急性肝炎は経口感染によって発症する。	**45** □ ×：経口感染 → 血液感染
46 C型急性肝炎では高熱がみられる。	**46** □ ×：無症状で慢性化することが多い。
47 C型急性肝炎は慢性化しない。	**47** □ ×：慢性化することが多い（70%）。
48 C型急性肝炎では劇症化はほとんどない。	**48** □ ○ 劇症肝炎の原因ではB型肝炎が最も多い。
49 C型肝炎はワクチンにより予防可能である。	**49** □ ×：現在、有効なワクチンはない。
50 E型肝炎は慢性化率が高い。	**50** □ ×：一過性のことが多い。
51 慢性肝炎は肝硬変に移行することは少ない。	**51** □ ×：少ない → 多い
52 アルコール過剰摂取は肝硬変のリスクとなる。	**52** □ ○
53 肝硬変では脾機能亢進により血小板減少がみられる。	**53** □ ○
54 肝硬変の合併症として食道胃静脈瘤がある。	**54** □ ○
55 肝癌の早期発見にはPSAが有効である。	**55** □ ×：PSA → AFP, PIVKA-Ⅱ PSAは前立腺癌のマーカー。
56 脂肪肝では女性化乳房がみられる。	**56** □ ×：脂肪肝のみでは無症状である。 女性化乳房は肝硬変でみられる。
57 高脂肪食は胆石症の原因となる。	**57** □ ○
58 胆石症では空腹時に右季肋部痛が出現する。	**58** □ ×：空腹時 → 食後
59 胆石症では赤色皮膚線条がみられる。	**59** □ ×：クッシング症候群でみられる。
60 急性胆嚢炎では白血球数が上昇する。	**60** □ ○：炎症所見

61 急性胆嚢炎では赤沈が遅延する。

61 □ ×：遅延 → 亢進（炎症所見）

62 急性胆嚢炎ではCRP上昇がみられる。

62 □ ○：炎症所見

63 急性胆嚢炎では聴診で血管雑音が聴取される。

63 □ ×：血管雑音は動脈瘤などでみられる。

64 急性胆嚢炎では肋骨脊柱角の叩打痛がみられる。

64 □ ×：CVAの叩打痛は腎盂腎炎などでみられる。

65 急性胆嚢炎では筋性防御がみられる。

65 □ ○：腹膜刺激症状

66 急性胆嚢炎の検査では内視鏡検査が第一選択となる。

66 □ ×：内視鏡は消化管の検査で用いる。腹部超音波検査が有用。

67 糖質の多い食事は急性膵炎の原因となる。

67 □ ×：急性膵炎はアルコール摂取が原因となることが多い。

68 急性膵炎でみられる腹痛は前屈により悪化する。

68 □ ×：悪化 → 軽減

69 慢性膵炎の原因として胆石症が最も多い。

69 □ ×：アルコールが最も多い（67%）。胆石によるものは3%。

70 慢性膵炎では便秘となることが多い。

70 □ ×：脂肪便や下痢がみられる。

71 慢性膵炎では腹部超音波検査で石灰化を認める。

71 □ ○

72 慢性膵炎では病初期より、糖尿病を合併する。

72 □ ×：糖尿病は非代償期にみられる。

73 膵癌は膵尾部に好発する。

73 □ ×：膵尾部 → 膵頭部

74 膵癌の多くは内分泌腫瘍である。

74 □ ×：外分泌腫瘍、特に浸潤性膵管癌が多い。

75 膵尾部癌では早期から症状が出ることが多い。

75 □ ×：膵尾部癌では早期から症状が出ることは少ない。

76 膵癌では黄疸がみられる。

76 □ ○

77 膵癌では背部痛がみられる。

77 □ ○

78 膵癌では低血糖となる。

78 □ ×：低血糖 → 高血糖 糖尿病を合併するため。

79 膵癌の腫瘍マーカーとしてCA19－9が用いられる。

79 □ ○

糸球体疾患

- **急性糸球体腎炎**は急性に血尿や蛋白尿を呈する急性腎炎症候群で、多くは先行感染から（10日～2週間）後に発症する。原因として（A群 β 溶血性連鎖球）菌が最も多い。顕微的（血尿）が必発で、（上眼瞼）に好発する浮腫や（高）血圧、軽度の（蛋白）尿、尿量の（減少）がみられる。検査ではBUN（血液尿素窒素）の（上昇）や、血清クレアチニン（Cr）の（上昇）、血清補体価の（低下）を認める。予後（良好）で、（自然治癒）することが多い。

- **血液尿素窒素（BUN）**は、（タンパク）代謝物である尿素に含まれる血液中の窒素量で、腎機能低下により（上昇）する。

- **慢性腎臓病（CKD）**は何らかの腎障害が（3ヶ月）以上持続する病態で、腎機能の（回復）は期待されない（不可逆性）。初期には症状がみられることが（少ない）が、進行すると（尿毒症）の症状が出現する。

- **尿毒症**とは、腎機能が（高度）に低下した結果、生体内に老廃物が（蓄積）し、生体の（恒常性）が維持できなくなった状態である。水やNaの貯留により（浮腫）や肺水腫、（高血圧）などを生じ、不揮発性酸の蓄積により（代謝性アシドーシス）をきたして（高カリウム）血症となる。また、（ビタミンD）の活性化障害により（低カルシウム）血症となり、骨代謝障害をきたす。さらにエリスロポエチンの分泌低下により（貧血）となる。

- **ネフローゼ症候群**は（糸球体）障害による大量の（蛋白）尿（3.5g/日以上）と、これに伴う（低蛋白）血症の他、（脂質異常）症、（浮腫）などを呈する症候群である。アルブミンの尿中への流出により（低アルブミン）血症となり、膠質浸透圧が（低下）するため浮腫が出現する。また、血清（コレステロール）の上昇がみられる。

腎不全

- **急性腎不全**は（数時間～数週間）の間に急激に腎機能が低下する病態で、原因により（腎前）性、（腎）性、（腎後）性に分類される。原因の除去により腎機能の（回復）が期待される。

- **腎前性腎不全**は（循環血液）量の減少や（心拍出）量の低下などにより（腎血流）量が低下することで生じる。

- **腎性腎不全**は（腎実質）の障害により生じる急性腎不全で、（腎前）性からの移行や（薬剤）性、横紋筋融解症による（ミオグロビン）尿症、急性尿細管間質性腎炎、急性腎炎症候群、急速進行性糸球体腎炎、DIC、HUSなどが原因となる。

- **腎後性腎不全**は尿路の（通過）障害により尿が（うっ滞）することで生じる。

- **慢性腎不全**は現在、（慢性腎臓病）として早期の段階から末期腎不全までの一連の病態をとらえる新しい疾患概念に置き換わっている（上述、CKDの項を参照）。

感染症

☐ **腎盂腎炎**は主に（大腸菌）を起因菌とした（上行）感染により起こり、（若い女性）に多い。（高熱）や悪心・嘔吐がみられ、（肋骨脊柱角）（CVA）の叩打痛を認める。

☐ **膀胱炎**の多くは（大腸菌）を起因菌とした（上行）感染によるもので、（若い女性）に多い。（頻尿）、（排尿痛）、（尿混濁）（膀胱炎の3大症状）がみられるが、通常、（発熱）はない。

腫瘍性疾患

☐ **腎細胞癌**は近位尿細管に由来する（悪性）腫瘍で、（50〜60）歳代の男性に好発する。早期は（無症状）であるが、進行すると（肉眼）的血尿、（腰背部）痛、腹部（腫瘤）などが出現する。（化学）療法や（放射線）療法には抵抗性を示すため、（手術）療法が基本となる。

☐ **膀胱癌**のほとんどが（移行上皮）癌であり、（高齢男性）に好発する。（無症候性肉眼的血尿）が初発症状となることが多い。

結石症

☐ **尿路結石**は結石の生じる部位により（上部）（腎・尿管）結石症と（下部）（膀胱・尿道）結石症に分類される。結石の種類では（カルシウム）結石が大部分を占める。結石が尿管の狭窄部位に詰まると（激痛）となり、尿管が傷害されると（血尿）を生じる。

前立腺疾患

☐ **前立腺肥大症**は（加齢）に伴い、前立腺の（内腺）部が肥大したもので、（頻尿）などの蓄尿症状や排尿開始の（遅れ）などの排尿症状（排尿困難）、（残尿）感などの排尿後症状がみられる。高度な肥大では慢性（尿閉）となる。

☐ **前立腺癌**は前立腺の（辺縁）部に好発し、（男性ホルモン）の作用で増殖が促進される。（50）歳以上の男性に好発し、血液検査では（PSA）（＝前立腺特異抗原）の上昇を認める。

女性生殖器疾患

☐ **子宮筋腫**は（エストロゲン）依存性の平滑筋腫で、（30〜40）歳代に好発する。約半数が（無症状）で進行するが、（月経困難）症や不妊、（過多）月経、不正性器出血、疼痛などの症状がみられる。

☐ **子宮頸癌**は子宮頸部に発生した（悪性）腫瘍で、女性生殖器の癌では最も頻度が（高い）。発生には（ヒトパピローマウイルス）（HPV）の関与がある。

☐ **子宮体癌**は子宮体部の内膜に発生する（悪性）腫瘍で、（閉経前後）の女性に好発する。多くは（エストロゲン）依存性である。

☐ **卵巣嚢腫**は（良性）の卵巣腫瘍で、初期は（無症状）だが、腫瘍が大きくなると腹部（膨満感）や腰痛、他臓器への（圧迫）症状が出現する。

6 ▶泌尿器・生殖器疾患 Q&A

Question	Answer
1 急性糸球体腎炎の原因として溶連菌感染が最も多い。	**1** □ ○：A群 β 溶血性連鎖球菌
2 急性糸球体腎炎は先行感染後1〜2日後に発症することが多い。	**2** □ ×：1〜2日後 → 10日〜2週間後
3 急性糸球体腎炎では低血圧となる。	**3** □ ×：低血圧 → 高血圧
4 急性糸球体腎炎では浮腫は下肢に強く出現する。	**4** □ ×：顔面（特に眼瞼）や上肢に強くみられる。
5 急性糸球体腎炎では血清補体価が上昇する。	**5** □ ×：上昇 → 低下
6 急性糸球体腎炎の治療では低タンパク食とする。	**6** □ ○：腎障害の進行抑制、高窒素血症の改善、代謝性アシドーシスの改善、KとPの摂取抑制などの意義がある。
7 慢性腎臓病では多血症となる。	**7** □ ×：多血症 → 貧血
8 慢性腎臓病ではBUNが低下する。	**8** □ ×：低下 → 上昇
9 慢性腎臓病では高リン血症となる。	**9** □ ○：リンの排泄が低下するため。
10 慢性腎臓病では高血圧症となる。	**10** □ ○
11 慢性腎臓病では血清カリウムが低下する。	**11** □ ×：低下 → 増加 腎排泄の低下やアシドーシスが原因となる。
12 慢性腎臓病では血清カルシウムが増加する。	**12** □ ×：増加 → 低下 ビタミンD活性化障害による。
13 膀胱炎はネフローゼ症候群の原因となる。	**13** □ ×：糸球体障害が原因となる。
14 間質性腎炎はネフローゼ症候群の原因となる。	**14** □ ×：上記参照。
15 ループス腎炎はネフローゼ症候群の原因となる。	**15** □ ○：ループス腎炎はSLEに伴う糸球体障害である。
16 ネフローゼ症候群では高蛋白血症となる。	**16** □ ×：高蛋白血症 → 低蛋白血症
17 ネフローゼ症候群では血清コレステロールが低下する。	**17** □ ×：低下 → 増加

18 急性腎不全は不可逆性の病態である。

18 □ ×：不可逆性 → 可逆性

19 急性腎不全では代謝性アルカローシスになる。

19 □ ×：アルカローシス
→ アシドーシス

20 脱水は腎前性腎不全の原因となる。

20 □ ○：体液量の減少により、腎血流量が
減少する。

21 ミオグロビン尿症は腎性腎不全の原因となる。

21 □ ○：ミオグロビンによる急性尿細管壊
死を起こす。

22 尿管結石は腎前性腎不全の原因となる。

22 □ ×：腎前性 → 腎後性

23 糸球体腎炎は腎前性腎不全の原因となる。

23 □ ×：腎前性 → 腎性

24 腎盂腎炎の原因では溶連菌感染が最多である。

24 □ ×：溶連菌 → 大腸菌

25 腎盂腎炎では高熱がみられる。

25 □ ○

26 膀胱炎は高齢の男性に多い。

26 □ ×：若い女性に多い。

27 膀胱炎では発熱がみられる。

27 □ ×：発熱はみられない。

28 腎細胞癌では無症候性肉眼的血尿が初発症状となることが多い。

28 □ ×：腎細胞癌 → 膀胱癌

29 膀胱癌は組織学的に腺癌が多い。

29 □ ×：腺癌 → 移行上皮癌

30 膀胱癌ではPSAの上昇がみられる。

30 □ ×：膀胱癌 → 前立腺癌

31 尿路結石症ではコレステロール結石が大部分を占める。

31 □ ×：コレステロール → カルシウム

32 前立腺肥大症は細菌感染が原因となる。

32 □ ×：加齢が一番の要因である。

33 前立腺癌ではPSAが上昇する。

33 □ ○

34 子宮筋腫では無月経となる。

34 □ ×：無月経 → 過多月経

35 子宮頸癌は卵胞ホルモン服用者に好発する。

35 □ ×：子宮頸癌 → 子宮体癌
エストロゲン依存性である。

36 子宮頸癌の原因としてヒト乳頭腫ウイルスの感染が考えられている。

36 □ ○：ヒトパピローマウイルス（HPV）
ともいう。

37 卵巣嚢腫は月経困難症の原因となる。

37 □ ×：初期は無症状。月経困難症は子宮
筋腫でみられる。

赤血球疾患

☐ **鉄欠乏性貧血**は最も頻度が（高い）貧血で、（女性）に多く発症する。（胃切除）や偏食などによる鉄の吸収不良や成長期や（妊娠）時など鉄の需要増大、（出血）による鉄の喪失などが原因となる。

☐ **鉄欠乏性貧血**では（スプーン）状爪などの特徴的な身体所見がみられ、血清フェリチンは（低下）し、総鉄結合能は（上昇）する。治療は（鉄剤）の経口投与が原則で、（血清フェリチン）が正常化するまで継続する。

☐ **血清フェリチン**は（肝臓）に蓄えられている鉄を含む（タンパク質）で、一定の割合で血中に溶け出すため、体内の（貯蔵鉄）量を反映するマーカーとして用いられる。

☐ **総鉄結合能**は血清中の全ての（トランスフェリン）（鉄を運ぶタンパク質）と結合できる鉄の量で、鉄欠乏時に（増加）する。

☐ **巨赤芽球性貧血**は（ビタミンB$_{12}$）や（葉酸）の欠乏によりDNAの合成が障害されて生じる。症状には（舌）炎や年齢不相応な（白髪）などがあり、特にビタミンB$_{12}$欠乏によるものでは（神経）症状や（ハンター）舌炎がみられる。

☐ 巨赤芽球性貧血のうち、自己免疫学的機序により（内因子）※が低下して起こるものを（悪性貧血）という。
※胃の壁細胞から分泌されるタンパク質で、（ビタミンB$_{12}$）の吸収に関与する。

☐ **溶血性貧血**は何らかの原因により赤血球が（破壊）されること（＝溶血）によって起こる貧血の総称で、溶血により血液中のビリルビンが上昇し、（黄疸）を生じる。

☐ **再生不良性貧血**は骨髄（低形成）により（汎血球）減少※をきたす疾患で、赤血球減少による（貧血）の他、白血球減少による（易感染）性、血小板減少による（出血）傾向などがみられる。
※血液中の赤血球、白血球、血小板の全ての血球が減少する状態。

白血球疾患

☐ **白血病**は造血細胞が腫瘍化した（白血病細胞）が増殖する疾患で、未熟な（白血病細胞）（＝芽球）が増殖する（急性）白血病と、未熟～成熟した全ての（白血病細胞）が増殖する（慢性）白血病に分類される。

☐ **急性白血病**は遺伝子異常が生じた造血幹細胞が（分化能）を失い、異常な（芽球）として増殖する疾患で、顆粒球が腫瘍化する急性（骨髄性）白血病とリンパ球が腫瘍化する急性（リンパ性）白血病がある。

☐ **急性骨髄性白血病**では、骨髄で増殖した多数の幼若芽球が末梢血に出現するため（白血病裂孔）が陽性となる。

- □ **白血病裂孔**とは末梢血に（幼若）な白血病細胞（＝芽球）と（成熟）した血球のみが見られ、（中間）の成熟段階にある細胞が見られない現象で、（急性骨髄性）白血病で陽性となり、（慢性骨髄性）白血病で陰性となる。
  ※正常な状態では成熟した血球のみが末梢血中に現れる。

- □ **慢性骨髄性白血病**は（フィラデルフィア染色体）を持つ異常な造血幹細胞が腫瘍性に増殖する疾患で、（各成熟段階）の顆粒球の増加が認められる（→白血病裂孔陰性）。無治療の場合、芽球が（著増）する急性白血病類似の病態へ（急性転化）を起こし、予後不良となる。

リンパ網内系疾患

- □ **悪性リンパ腫**はリンパ組織の腫瘍で、（ホジキン）病（10％）と（非ホジキン）リンパ腫（90％）がある。頸部の（無痛）性リンパ節腫脹を初発とし、（発熱）、（盗汗）、（体重）減少のB症状がみられる。

- □ **多発性骨髄腫**は（形質）細胞が骨髄で腫瘍化する疾患で、（高齢）者に多い。破骨細胞が活性化され骨（融解）を起こし、（病的）骨折や（高Ca）血症をきたす。その他、（腎）機能障害や（貧血）、（易感染）性などがみられる。

出血性疾患

- □ **特発性血小板減少性紫斑病(ITP)**は血小板に対する（自己抗体）が産生され、血小板の（破壊）が亢進することで生じる。主症状は皮下の（点状）出血や紫斑で、その他、（歯肉）出血、（鼻）出血など皮膚粘膜の出血症状がみられる。（副腎皮質ステロイド）投与が第一選択であるが、効果不十分の場合には脾摘や（免疫抑制剤）の投与を行う。

- □ **血友病**は血液凝固因子の（先天）的な異常により血液凝固障害をきたしたもので、（伴性劣性）遺伝の形式をとるため、原則（男児）のみに発症する。関節内や筋肉内など（深部）組織への出血がみられる。

- □ **血友病**では血小板数（正常）、出血時間（正常）、APTT（延長）、PT（正常）となり、治療は（欠乏因子の補充）が主体となる。

- □ **APTT**は（活性化部分トロンボプラスチン）時間のことで、（内因）系の血液凝固機構に異常があると延長する。一方、**PT**は（プロトロンビン）時間のことで、（外因）系の血液凝固機構に異常があると延長する。

- □ **播種性血管内凝固症候群（DIC）**は何らかの（基礎疾患）に合併して（血液凝固）系が亢進し、全身の血管内に（微小血栓）が多発して（虚血）性の臓器障害をきたす病態である。血小板数（低下）、出血時間（延長）、APTT（延長）、PT（延長）、赤沈（遅延）、フィブリン分解物（上昇）、D－ダイマー※（上昇）などがみられる。
  ※フィブリン分解産物の一つ。

7 ▶血液疾患 Q&A

Question	Answer
1 鉄欠乏性貧血は男性に多い。	**1** □ ×：男性 → 女性
2 大腸癌は鉄欠乏性貧血の原因となる。	**2** □ ○：消化管出血がリスクとなる。
3 過多月経は鉄欠乏性貧血の原因となる。	**3** □ ○
4 痛風は鉄欠乏性貧血の原因となる。	**4** □ ×：痛風は原因とならない。
5 鉄欠乏性貧血は妊娠時に起こりやすい。	**5** □ ○
6 鉄欠乏性貧血では動悸・息切れがみられる。	**6** □ ○：一般貧血症状
7 鉄欠乏性貧血ではハンター舌炎がみられる。	**7** □ ×：ハンター舌炎は悪性貧血でみられる。
8 鉄欠乏性貧血では血清フェリチン値は上昇する。	**8** □ ×：上昇 → 低下
9 鉄欠乏性貧血では総鉄結合能が低下する。	**9** □ ×：低下 → 上昇
10 鉄欠乏性貧血に対してビタミンB_{12}投与が有効である。	**10** □ ×：鉄剤の経口投与を行う。
11 悪性貧血はビタミンB_6欠乏によって起こる。	**11** □ ×：ビタミンB_6 → ビタミンB_{12}
12 悪性貧血は骨髄低形成が原因である。	**12** □ ×：自己免疫の異常により内因子が低下して起こる。
13 悪性貧血ではスプーン状爪がみられる。	**13** □ ×：悪性貧血 → 鉄欠乏性貧血
14 溶血性貧血は赤血球産生が低下して起こる。	**14** □ ×：赤血球の破壊が亢進して起こる。
15 溶血性貧血では黄疸がみられる。	**15** □ ○
16 再生不良性貧血ではハンター舌炎がみられる。	**16** □ ×：ハンター舌炎は悪性貧血でみられる。
17 再生不良性貧血では汎血球減少となる。	**17** □ ○
18 白血病では芽球の増殖がみられる。	**18** □ ○
19 急性骨髄性白血病では白血病裂孔は陰性である。	**19** □ ×：陰性 → 陽性

20 急性骨髄性白血病ではフィラデルフィア染色体が陽性となる。

20 ☐ ×：急性 → 慢性

21 悪性リンパ腫ではレイノー現象がみられる。

21 ☐ ×：レイノー現象は膠原病などでみられる。

22 悪性リンパ腫ではフィラデルフィア染色体が陽性となる。

22 ☐ ×：悪性リンパ腫
→ 慢性骨髄性白血病

23 ホジキン病は多発性骨髄腫の一種である。

23 ☐ ×：多発性骨髄腫 → 悪性リンパ腫

24 多発性骨髄腫は小児に多く発症する。

24 ☐ ×：小児 → 高齢者

25 多発性骨髄腫では腎障害の合併が多い。

25 ☐ ○

26 特発性血小板紫斑病は遺伝性疾患である。

26 ☐ ×：自己免疫疾患である。

27 特発性血小板減少性紫斑病では関節内血腫がみられる。

27 ☐ ×：出血は皮下や粘膜など浅いところに生じることが多い。

28 特発性血小板減少性紫斑病では鼻出血がみられる。

28 ☐ ○

29 特発性血小板減少性紫斑病では歯肉出血がみられる。

29 ☐ ○

30 血友病は女性に好発する。

30 ☐ ×：女性 → 男性
伴性劣性遺伝するため。

31 血友病では皮膚の点状出血がみられる。

31 ☐ ×：出血は関節内や筋肉内などの深部に生じることが多い。

32 血友病では関節内出血がみられる。

32 ☐ ○

33 血友病では血小板数が減少する。

33 ☐ ×：血小板数は正常である。

34 血友病は免疫抑制剤で治療する。

34 ☐ ×：欠乏因子の補充を行う。

35 播種性血管内凝固症候群のリスクとして脱水がある。

35 ☐ ○

36 播種性血管内凝固症候群では出血時間は正常である。

36 ☐ ×：血小板が減少するため、延長する。

37 播種性血管内凝固症候群では赤沈が亢進する。

37 ☐ ×：亢進 → 遅延
正に帯電するフィブリノーゲンが減少するため。

38 播種性血管内凝固症候群はD－ダイマー値が上昇する。

38 ☐ ○

8 ▶代謝・栄養疾患

糖代謝異常

☐ **糖尿病**は（インスリン）の作用不足により慢性の（高血糖）をきたす疾患で、膵β細胞の（破壊）によりインスリンの（絶対）的欠乏に陥るⅠ型糖尿病と、（インスリン分泌）障害と（インスリン抵抗性）増大が様々な程度で生じて起こるⅡ型糖尿病などに分類される。日本では95％が（Ⅱ型）糖尿病である。

☐ **Ⅰ型糖尿病**は（自己免疫）学的機序や（ウイルス感染）などの関与が考えられており、（インスリン補充）療法が必須となる（インスリン依存型糖尿病）。

☐ **Ⅱ型糖尿病**の発症には（遺伝）因子や過食・運動不足・ストレスなどの（環境）因子、（加齢）などが関与する。薬物治療では（経口血糖降下）薬などが用いられる。

☐ 妊娠は（インスリン抵抗性）を増大させるため、糖尿病のリスクとなる（妊娠糖尿病）。

☐ **糖尿病**では長期間（無症状）のことも多いが、高血糖による症状として（口渇）・（多飲）・（多尿）が出現する。慢性的な高血糖により（細小）血管が障害され、（網膜）症、（腎）症、（末梢神経）障害などを合併する（3大合併症）。

☐ **糖尿病網膜症**では初期には（自覚症状）はほとんどないが、進行すると（硝子体）出血や（牽引性網膜剥離）などを起こし、（失明）の原因となる。治療では（血糖）コントロールの他、（光凝固）療法や（硝子体）手術が行われる。

☐ **糖尿病腎症**は（長期間）無症状であるが、次第に（微量アルブミン）尿が出現し（早期腎症）、持続性の（タンパク）尿がみられると病態は不可逆的となり、進行すると（慢性腎不全）に至る。

☐ **糖尿病神経障害**は（下肢遠位部）に初発することが多く、（感覚）障害優位である。（両側）性で、足部の（しびれ）や疼痛、感覚（低下）、感覚異常などを生じ、アキレス腱反射は（低下）する。進行すると下肢の（動脈硬化）や（感染症）を合併し、（壊疽）などの足病変を引き起こす。その他、自律神経障害として（起立性低血圧）や消化器症状、排尿障害など多彩な症状が出現する。

☐ **糖尿病**の診断には、（空腹時）血糖値（126 mg/dL以上）や（75 g経口ブドウ糖負荷）試験（OGTT：2時間値200 mg/dL以上）、（随時）血糖値（200 mg/dL以上）、（HbA1c）※（6.5％以上）などが用いられる。
※赤血球中のヘモグロビン（Hb）がグルコースと結合した割合。

☐ （長期間）の平均血糖値を反映する指標としてHbA1c、グリコアルブミン、1,5−AGなどがあり、HbA1cは約（1〜2ヶ月）の血糖上昇を、グリコアルブミンは1ヶ月前［特に直近（2週間）前］の平均血糖値を反映する。

脂質代謝異常

- [ ] **脂質異常症**には高（LDL）コレステロール血症、高（トリグリセリド）血症、低（HDL）コレステロール血症が含まれ、いずれも（動脈硬化）のリスクとなる。

- [ ] **肥満症**は（内臓）脂肪型と（皮下）脂肪型に分類され、特に前者は動脈硬化性疾患を早期に発生させる原因となる。

尿酸代謝異常

- [ ] **高尿酸血症**は、尿酸の前駆体である（プリン体）を多く含む食事や（アルコール）により促進される。

- [ ] **痛風**は（高尿酸）血症が原因となり、（尿酸）塩結晶が関節内に析出して激烈な痛みを伴う急性（関節炎）を引き起こす疾患である。中高年の（男性）に多く、痛風発作は（第1中足趾節）関節に好発する。進行すると（皮下）結節（＝痛風結節）や（腎）機能障害を生じる。

その他

- [ ] ビタミンAは（視覚）や皮膚・粘膜の分化、免疫機構などに関与し、欠乏すると（夜盲）症や眼球や皮膚の乾燥や（角化）、免疫低下などを引き起こす。

- [ ] ビタミンDは肝臓や（腎臓）で活性化され、（カルシウム）代謝に関与する。欠乏すると、小児では（くる病）、成人では（骨軟化症）を引き起こす。

- [ ] ビタミンKは（血液凝固因子）の生合成やカルシウム代謝に関与し、不足すると（出血傾向）を引き起こす。

- [ ] ビタミンB_1は（糖）代謝や（神経）機能維持に関与し、欠乏により（脚気）（末梢神経症状）や（ウェルニッケ脳症）（中枢神経症状）を引き起こす。ビタミンB_1欠乏症の三大誘因として偏食、過労、（アルコール）常用が挙げられる。

- [ ] ビタミンB_2は生体内の酸化還元反応に関与し、欠乏すると（口内）炎や口角炎、口唇炎、舌炎、羞明、流涙、（脂漏）性皮膚炎などを引き起こす。

- [ ] ナイアシン（ニコチン酸）は生体内の酸化還元反応に関与し、欠乏すると（ペラグラ）を引き起こす。

- [ ] ビタミンB_{12}は（赤血球）の産生や（神経）機能維持に関与し、欠乏すると（悪性）貧血や（ハンター）舌炎、亜急性連合性脊髄変性症などを引き起こす。

- [ ] 葉酸は主に（核酸）の合成に関与し、欠乏すると（巨赤芽球性）貧血を引き起こす。

- [ ] ビタミンCは生体内の酸化還元反応に関与し、欠乏すると（壊血病）を引き起こす。

8 ▶代謝・栄養疾患 Q&A

Question	Answer
1 Ⅰ型糖尿病の発症にはウイルス感染が関与する。	**1** □ ○
2 Ⅰ型糖尿病の発症には妊娠が関与する。	**2** □ ×：妊娠が関与するものは妊娠糖尿病と分類される。
3 Ⅰ型糖尿病の発症には自己免疫の異常が関与する。	**3** □ ○
4 Ⅰ型糖尿病の治療にはインスリン治療が必須である。	**4** □ ○：インスリン依存型糖尿病
5 Ⅱ型糖尿病は若年者に多く発症する。	**5** □ ×：生活習慣不良の中高年に多い。
6 糖尿病では乏尿がみられる。	**6** □ ×：乏尿 → 多尿
7 糖尿病性網膜症は失明の原因とはならない。	**7** □ ×：失明の原因となる。
8 糖尿病性網膜症ではレーザーによる光凝固治療が行われる。	**8** □ ○
9 糖尿病性網膜症では硝子体出血がみられる。	**9** □ ○
10 糖尿病性網膜症では閃輝暗点がみられる。	**10** □ ×：閃輝暗点は片頭痛でみられる。（2. 神経・筋疾患 参照）
11 糖尿病腎症では早期にクレアチニン・クリアランスの低下がみられる。	**11** □ ×：発症早期にはCcrは正常か高値を示す。
12 糖尿病腎症では早期より血尿がみられる。	**12** □ ×：早期は微量アルブミン尿が検出される。
13 糖尿病腎症では早期に微量アルブミン尿が検出される。	**13** □ ○
14 糖尿病腎症の早期発見にはHbA1cが有用である。	**14** □ ×：HbA1cは長期間の血糖上昇の指標として用いる。
15 糖尿病では起立性低血圧がみられる。	**15** □ ○：糖尿病神経障害
16 糖尿病では下肢の知覚鈍麻がみられる。	**16** □ ○
17 糖尿病ではアキレス腱反射が亢進する。	**17** □ ×：亢進 → 低下
18 糖尿病では下肢の血流低下がみられる。	**18** □ ○

19	グリコアルブミンは過去2ヶ月の血糖値を反映する。	**19**	□ ×：2ヶ月 → 2週間
20	LDLコレステロールは悪玉コレステロールともいわれる。	**20**	□ ○：HDLコレステロールは善玉コレステロールとよばれる。
21	HDLコレステロールの増加は動脈硬化性疾患の危険因子である。	**21**	□ ×：増加 → 低下
22	痛風は女性に好発する。	**22**	□ ×：女性 → 男性
23	糖質が多い食事は痛風の原因となる。	**23**	□ ×：糖質 → プリン体
24	痛風ではアルコール摂取を制限する。	**24**	□ ○：アルコールは尿酸の排泄を低下させる。
25	高尿酸血症は肝不全の原因となる。	**25**	□ ×：肝不全 → 腎不全
26	痛風の発作は第一中足趾節関節に好発する。	**26**	□ ○
27	ビタミンKの欠乏は夜盲症を引き起こす。	**27**	□ ×：ビタミンK → ビタミンA
28	ビタミンEの欠乏はくる病を引き起こす。	**28**	□ ×：ビタミンE → ビタミンD
29	アルコール摂取過多はビタミンB_1欠乏を引き起こす。	**29**	□ ○
30	ビタミンB_1欠乏症としてペラグラがある。	**30**	□ ×：ビタミンB_1 → ナイアシン
31	ビタミンB_1欠乏により下腿浮腫がみられる。	**31**	□ ○：脚気の症状
32	ビタミンB_1は神経機能維持に必須である。	**32**	□ ○
33	ビタミンB_1欠乏では腱反射が亢進する。	**33**	□ ×：亢進 → 低下（脚気の症状）
34	脚気はニコチン酸の欠乏によって起こる。	**34**	□ ×：ニコチン酸 → ビタミンB_1
35	ビタミンB_2の欠乏により皮膚炎がみられる。	**35**	□ ○：脂漏性皮膚炎
36	ビタミンB_2の欠乏では神経炎がみられる。	**36**	□ ×：みられない。
37	ビタミンB_2の欠乏では精神障害がみられる。	**37**	□ ×：みられない。
38	ビタミンB_2の欠乏では貧血がみられる。	**38**	□ ×：貧血はビタミンB_{12}や葉酸の欠乏でみられる。
39	ニコチン酸の欠乏は壊血病を引き起こす。	**39**	□ ×：ニコチン酸 → ビタミンC

9 ▶内分泌疾患

下垂体疾患

- [ ] **先端巨大症（末端肥大症）**は（成長ホルモン）の過剰により、骨・軟部組織の異常な（発育）と（代謝）障害をきたす疾患で、（下垂体腺腫）によるものが多い。

- [ ] **先端巨大症（末端肥大症）**では骨形成が促進され（眉弓）部の膨隆や鼻・（口唇）の肥大、（下顎）の突出などがみられる。また、軟部組織の肥厚により（手足）の容積の増大や巨大（舌）などが認められ、代謝障害として（高）血糖や（脂質）異常症などを生じる。その他、（高）血圧や発汗（過多）がみられる。

- [ ] **下垂体腺腫**では周辺組織の（圧迫）により、頭痛や（視野）障害、（脳）神経障害が生じる。また、下垂体機能の低下により（性腺）機能低下や（甲状腺）機能低下、副腎機能低下などを生じる。

- [ ] 骨端線閉鎖前（成長期）に（成長ホルモン）が過剰に分泌されると、長管骨の発育が促進されて（高身長）となり、**下垂体性巨人症**となる。

- [ ] **成長ホルモン分泌不全性低身長（下垂体性小人症）**では、（均整の取れた）低身長や骨年齢の（遅延）がみられるが、（知能）は正常である。（原因不明）の特発性と脳（腫瘍）や（髄膜）炎などが原因となる器質性があるが、（特発）性が大部分を占める。器質性の原因では（脳腫瘍）が最多である。

- [ ] **クッシング病**は下垂体腺腫による（ACTH）過剰のために、コルチゾール過剰となる（クッシング）症候群の一種で、コルチゾール過剰による症状の他、アンドロゲン（男性ホルモン）過剰による（月経）異常などがみられる。

- [ ] **下垂体性尿崩症**は下垂体後葉からのバソプレッシン（抗利尿ホルモン）の分泌（低下）により（多尿）をきたす疾患で、原因不明の（特発）性と基礎疾患を有する（続発）性があるが、（続発）性が多い。尿比重（尿の濃さ）は（低下）し（低張）尿となり、血漿膠質浸透圧は（上昇）するため（多飲）をきたす。

甲状腺疾患

- [ ] **甲状腺機能低下症**では（橋本病）（慢性甲状腺炎）が最も多く、甲状腺ホルモンの低下により全身の代謝が（低下）する。中年（女性）に多く、（甲状腺腫）や発汗（減少）、心拍（減少）、（粘液水腫）、意欲（低下）などがみられる。

- [ ] **甲状腺機能亢進症**では（バセドウ病）が最も多く、甲状腺ホルモンの過剰により全身の代謝が（亢進）する。（女性）に多く、（甲状腺腫）、眼球（突出）、（頻脈）のメルゼブルクの3徴の他、発汗（過多）、手指（振戦）、食欲（増加）、体重（減少）などの症状がみられる。血清検査ではコレステロールの（低下）、ALPの（上昇）を認める。

副腎疾患

- [ ] **クッシング症候群**は（コルチゾール）の過剰により生じ、（満月）様顔貌や（中心）性肥満、（水牛）様肩、（赤色）皮膚線条などの特徴的な身体所見がみられる。また、血糖（上昇）、血圧（上昇）、コレステロール値（上昇）や（骨粗鬆症）などの原因となる。アンドロゲン過剰がある場合※は（月経）異常や（多毛）、痤瘡（にきび）などがみられる。
  ※ACTH過剰分泌が原因となる場合はACTHがアンドロゲン分泌を刺激する。

- [ ] **原発性アルドステロン症**は（副腎皮質）からアルドステロンが（過剰）分泌され、高（Na）血症、低（K）血症、（高血圧）、代謝性（アルカローシス）となる疾患である。血漿レニン活性は（低下）し、アルドステロンは（上昇）する。

- [ ] **アジソン病**は（副腎皮質）機能低下症で、（コルチゾール）低下により血糖が（低下）し、（アルドステロン）低下により血圧が（低下）する。また、体重（減少）や（アンドロゲン）低下による恥毛・腋毛の（脱落）、ACTHの過剰による（色素）沈着などがみられる。

- [ ] **褐色細胞腫**は（カテコールアミン）（アドレナリン、ノルアドレナリン）が過剰産生される（良性）腫瘍で、血圧（上昇）、血糖（上昇）、代謝（亢進）、発汗（亢進）、頭痛などを生じる。尿中VMA（＝バニリルマンデル酸）やメタネフリン、ノルメタネフリンなどのカテコールアミン代謝物が（高値）を示し、血中・尿中カテコールアミンが（上昇）する。

《参考》ホルモンの作用

- [ ] **成長ホルモン（GH）**は（下垂体前葉）から分泌され、（骨端骨）成長促進、（タンパク）合成促進などの成長促進作用の他、血糖（上昇）、脂肪（分解）促進、電解質（再吸収）促進などの代謝作用を持つ。

- [ ] **副腎皮質刺激ホルモン（ACTH）**は（下垂体前葉）から分泌され、副腎皮質を刺激して（コルチゾール）や（アンドロゲン）（男性ホルモン）の分泌を促進する。

- [ ] **バソプレッシン（抗利尿ホルモン、ADH）**は（下垂体後葉）から分泌され、集合管からの（水の再吸収）促進により抗利尿作用を示す。

- [ ] **甲状腺ホルモン**は（基礎代謝）の亢進、（心）機能亢進、血糖（上昇）、（交感）神経興奮、タンパク異化、コレステロール・中性脂肪（低下）、身体の成長・成熟などの作用を持つ。

- [ ] **コルチゾール**は（副腎皮質）から分泌される（糖質）コルチコイドで、血糖（上昇）、タンパク（分解）促進、脂肪分解・合成、骨（吸収）促進、抗（炎症）、免疫（抑制）などの作用を持つ。

- [ ] **アルドステロン**は（副腎皮質）から分泌される（ミネラル）コルチコイドで、尿細管でのNa（再吸収）促進、K（分泌）促進、血圧（上昇）などの作用を持つ。

- [ ] **カテコールアミン**は（交感）神経の興奮により（副腎髄質）から分泌され、血管（収縮）、血圧（上昇）、気管支（拡張）、（心）機能亢進、血糖（上昇）などの作用を示す。

9 ▶内分泌疾患 Q&A

Question	Answer
1 先端巨大症では巨大舌がみられる。	**1** □ ○
2 先端巨大症では発汗低下がみられる。	**2** □ ×：低下 → 過多
3 先端巨大症では血圧が低下する。	**3** □ ×：低下 → 上昇
4 先端巨大症では月経異常をきたすことが多い。	**4** □ ○：下垂体腺腫による下垂体機能低下。
5 成長ホルモン分泌不全性低身長症（GHD）では身体各部の均整はとれている。	**5** □ ○
6 GHDでは知能の発達遅延がみられる。	**6** □ ×：知能低下はみられない。
7 GHDは器質的要因によって起こることが多い。	**7** □ ×：特発性（原因不明）が多い。
8 GHDでは器質性の原因として脳炎が最も多い。	**8** □ ×：脳腫瘍が最多である。
9 下垂体性尿崩症ではバソプレッシン分泌が亢進する。	**9** □ ×：亢進 → 低下
10 下垂体性尿崩症では原因不明の特発性が多い。	**10** □ ×：続発性が多い。脳腫瘍や外傷、腎疾患などが原因となる。
11 下垂体性尿崩症では高血糖となる。	**11** □ ×：高血糖はみられない。
12 下垂体性尿崩症では多尿・多飲となる。	**12** □ ○
13 下垂体性尿崩症では高張尿がみられる。	**13** □ ×：高張尿 → 低張尿
14 粘液水腫は甲状腺機能低下によってみられる。	**14** □ ○
15 バセドウ病では甲状腺ホルモン分泌が低下する。	**15** □ ×：低下 → 上昇
16 眼球突出、甲状腺腫、発汗亢進をメルゼブルクの三徴という。	**16** □ ×：発汗亢進 → 頻脈
17 甲状腺機能亢進症では血清コレステロールが増加する。	**17** □ ×：増加 → 低下
18 クッシング症候群では月経異常となることが多い。	**18** □ ○
19 クッシング症候群ではるい痩となることが多い。	**19** □ ×：中心性肥満となる。

20 クッシング症候群では低血圧となる。

20 □ ×：低血圧 → 高血圧

21 クッシング症候群では恥毛脱落がみられる。

21 □ ×：アンドロゲン過剰がある場合、
多毛がみられる。

22 クッシング症候群では低血糖となる。

22 □ ×：低血糖 → 高血糖

23 原発性アルドステロン症ではK^+の排泄が低下する。

23 □ ×：低下 → 増加（低K血症となる）

24 原発性アルドステロン症では低血圧となる。

24 □ ×：低血圧 → 高血圧

25 原発性アルドステロン症ではアシドーシスをきたす。

25 □ ×：H^+の排泄が亢進するためアルカ
ローシスとなる。

26 原発性アルドステロン症では血漿レニン活性が低下する。

26 □ ○：高血圧により負のフィードバック
調節を受ける。

27 原発性アルドステロン症では低Na血症となる。

27 □ ×：低Na血症 → 高Na血症

28 アジソン病では甲状腺ホルモン値が高値となる。

28 □ ×：アジソン病では副腎皮質ホルモン
が低値となる。

29 アジソン病では多毛がみられる。

29 □ ×：アンドロゲンが低下するため、恥
毛・腋毛の脱落がみられる。

30 アジソン病では低カリウム血症となる。

30 □ ×：アルドステロンの低下によりK^+
の排泄が抑制され、高K血症とな
る。

31 アジソン病では高血圧となる。

31 □ ×：アルドステロン低下により低血圧
となる。

32 アジソン病では月経異常がみられる。

32 □ ○：アンドロゲン低下による。

33 褐色細胞腫では血圧が低下する。

33 □ ×：低下 → 上昇

34 褐色細胞腫では頭痛がみられる。

34 □ ○

35 褐色細胞腫は副腎皮質機能亢進症である。

35 □ ×：皮質 → 髄質

36 褐色細胞腫のほとんどは悪性腫瘍である。

36 □ ×：悪性 → 良性

37 褐色細胞腫では発汗低下がみられる。

37 □ ×：低下 → 亢進

38 褐色細胞腫では尿中VMAが増加する。

38 □ ○

39 褐色細胞腫では血中CKの上昇がみられる。

39 □ ×：CKは心筋梗塞や筋ジストロフィ
ーなどで上昇する。

膠原病と類縁疾患

- □ **膠原病**は（結合）組織に炎症が起こる（結合）組織疾患であり、さらに関節や骨、筋に疼痛を生じる（リウマチ）性疾患、（自己免疫）反応により自己組織が障害される（自己免疫）疾患の3つの側面をあわせ持つ疾患の総称である。

- □ **関節リウマチ（RA）**は（慢性関節炎）を主体とする疾患で、膠原病の中で最も頻度が（高く）、30〜50歳代の（女性）に多い。

- □ **関節リウマチ（RA）**の主病変は関節（滑膜）であるが、全身の（結合）組織にも病変が認められる。左右対称性の手・膝・肘関節の（腫脹）、疼痛、（朝のこわばり）などの関節症状が特徴的で、関節外症状には皮下の（リウマトイド）結節や（間質）性肺炎、（貧血）などがある。

- □ **関節リウマチ（RA）**が進行すると関節が（破壊）され、（スワンネック）変形（図2-4）や（ボタン穴）変形（図2-5）などの関節変形をきたす。手では（PIP）関節や（MCP）関節に好発し、（DIP）関節のみの変形は起こりにくい。

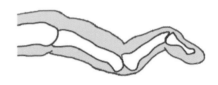

図 2-4：スワンネック変形

- □ **関節リウマチ（RA）**では（リウマトイド因子）（RF）が陽性になることが多く、早期診断には（抗CCP）抗体などの自己抗体が用いられる。また、（CRP）陽性、（赤沈）亢進、白血球（増加）などの炎症所見が認められる。

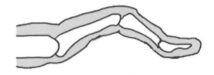

図 2-5：ボタン穴変形

- □ **関節リウマチ（RA）**の治療には疾患修飾性抗リウマチ薬［（DMARDs）］の他、非ステロイド性抗炎症薬［（NSAIDs）］や（ステロイド）剤が用いられる。

- □ **疾患修飾性抗リウマチ薬**は、（免疫）に働きかけ、疾患活動性を低下させ、（関節破壊）の進行を抑制する薬の総称で、代表的な薬として（メトトレキサート）がある。

- □ **関節リウマチ（RA）**の鑑別疾患として変形性関節症（OA）があるが、OAでは（DIP）関節が侵されることが多く、X線所見で（骨棘）※の形成を認めるのが特徴である。
  ※関節軟骨が肥大増殖、骨化して「トゲ」状になったもの。（変形性関節症）の特徴的所見。

- □ **全身性エリテマトーデス（SLE）**は（抗核抗体）などの自己抗体により引き起こされる慢性炎症性疾患で、（若年女性）に好発する。

- □ **全身性エリテマトーデス（SLE）**では、全身症状として（発熱）、易疲労感、体重減少などがみられ、皮膚症状として顔面の（蝶形）紅斑、（ディスコイド）疹（円盤状紅斑）、（日光）過敏などがみられる。また、（骨破壊）を伴わない関節炎や、（ループス）腎炎などを生じる。

- □ **全身性エリテマトーデス（SLE）**の検査では（汎血球）減少がみられ、血清補体価は（低下）

する。

- [ ] **全身性エリテマトーデス（SLE）** の治療の基本は（ステロイド）で、無効の場合は（免疫抑制剤）を使用する。

- [ ] **強皮症（全身性強皮症）** は皮膚の（硬化）を特徴とする疾患で、（女性）に多い。

- [ ] **強皮症（全身性強皮症）** の初発症状として（レイノー現象）がみられることが多く、皮膚症状は（浮腫）期 →（硬化）期 →（萎縮）期と進行する。硬化期には（仮面）様顔貌がみられる。

- [ ] **レイノー現象** は手指、足趾の細動脈が発作的に（収縮）することにより、皮膚の色調が正常→（白）→（紫）→（赤）→正常へと変化する現象で、（寒冷）や精神的刺激で発症、増悪しやすい。

- [ ] **多発性筋炎** は全身の（横紋筋）にびまん性の炎症を起こす疾患で、（近位）筋の（対称）性の筋力低下がみられる。

- [ ] **多発性筋炎** の症状に（ヘリオトロープ）疹※や（ゴットロン）徴候※※などの皮膚症状を伴ったものを（皮膚筋炎）といい、（悪性腫瘍）の合併率が高い。
  ※両側眼瞼の浮腫を伴う赤紫色の皮疹
  ※※手指関節伸側の落屑を伴う紅斑

- [ ] **多発性筋炎・皮膚筋炎** では、（クレアチンキナーゼ）（CK）やアルドラーゼ、AST、LDHなどの血清筋原酵素の（上昇）がみられ、尿中クレアチンが（上昇）し、尿中クレアチニンが（低下）する。

- [ ] **ベーチェット病** は（再発・寛解）を繰り返す全身性の炎症性疾患であり、発症に性差はないが（男性）に症状が重篤な場合が多い。

- [ ] **ベーチェット病** の4つの主症状として、（口腔）内のアフタ性潰瘍※、（結節性）紅斑、（ぶどう膜炎）などの眼症状、（外陰部）潰瘍がある。
  ※初発症状として多い。

- [ ] **ベーチェット病** では（自己抗体）は検出されないが、（HLA-B51）抗原陽性率が高い。

- [ ] **シェーグレン症候群** は（唾液腺）や（涙腺）の慢性炎症のために、唾液・涙の分泌量が（減少）し、口腔内・目の（乾燥）症状が主徴となる自己免疫疾患で、30～50歳代の（中年女性）に好発する。

MEMO

115

10 ▶ 自己免疫疾患 Q&A

Question	Answer
1 関節リウマチは男性に多い。	**1** ☐ ×：男性 → 女性
2 関節リウマチの原因は細菌感染である。	**2** ☐ ×：何らかの自己免疫学的機序によって起こる。
3 関節リウマチの初期病変は関節軟骨に出現する。	**3** ☐ ×：関節軟骨 → 関節滑膜
4 関節リウマチでは関節腫脹がみられる。	**4** ☐ ○
5 関節リウマチでは皮下結節がみられる。	**5** ☐ ○：リウマトイド結節ともよばれる。
6 関節リウマチでは蝶形紅斑がみられる。	**6** ☐ ×：蝶形紅斑はSLEの特徴的所見である。
7 関節リウマチでは間質性肺炎がみられる。	**7** ☐ ○：膠原病の肺病変では間質性肺炎の頻度が高い。
8 関節リウマチでは陰部潰瘍がみられる。	**8** ☐ ×：陰部潰瘍はベーチェット病の主症状である。
9 関節リウマチでは赤血球数が減少する。	**9** ☐ ○：貧血がみられる。
10 関節リウマチではCRP陽性となる。	**10** ☐ ○：炎症所見陽性。
11 関節リウマチでは血小板数の減少が認められる。	**11** ☐ ×：減少 → 増加
12 関節リウマチでは赤沈遅延がみられる。	**12** ☐ ×：遅延 → 亢進（炎症所見陽性）
13 関節リウマチの治療には非ステロイド性抗炎症薬が用いられる。	**13** ☐ ○：炎症と痛みを抑制するため。
14 関節リウマチの治療にはビタミンD製剤が有効である。	**14** ☐ ×：ビタミンD製剤は骨粗鬆症の治療などで用いられる。
15 関節リウマチの治療にはカルシトニン製剤が有効である。	**15** ☐ ×：カルシトニン製剤は骨粗鬆症の治療などで用いられる。
16 関節リウマチでは骨棘形成がみられる。	**16** ☐ ×：骨棘形成は変形性関節症でみられる。
17 全身性エリテマトーデスは高齢の男性に好発する。	**17** ☐ ×：10～30歳代の女性に多い。

18 全身性エリテマトーデスでは関節痛がみられる。

18 □ ○：約95％の症例に関節炎がみられる。

19 全身性エリテマトーデスは増悪と寛解を繰り返す。

19 □ ○

20 全身性エリテマトーデスでは白血球数が増加する。

20 □ ×：増加 → 減少
汎血球減少となる。

21 全身性エリテマトーデスでは血清γ－グロブリン低値となる。

21 □ ×：低値 → 高値
抗核抗体などの自己抗体が増加する。

22 全身性エリテマトーデスでは補体価が低下する。

22 □ ○

23 全身性エリテマトーデスではHLA－B51が陽性となる。

23 □ ×：HLA-B51はベーチェット病で陽性となる。

24 全身性エリテマトーデスではヘリオトロープ疹がみられる。

24 □ ×：ヘリオトロープ疹は皮膚筋炎でみられる。

25 全身性強皮症ではブドウ膜炎がみられる。

25 □ ×：ブドウ膜炎はベーチェット病の主症状である。

26 全身性強皮症ではレイノー現象がみられる。

26 □ ○：初発症状として多い。

27 全身性強皮症では肺線維症がみられる。

27 □ ○：半数以上の患者に肺間質の線維化病変が認められる。

28 全身性強皮症ではHLA－B27が陽性となる。

28 □ ×：HLA-B27は強直性脊椎炎で陽性となる。

29 多発性筋炎では平滑筋の炎症がみられる。

29 □ ×：平滑筋 → 横紋筋

30 皮膚筋炎では仮面様顔貌がみられる。

30 □ ×：仮面様顔貌は強皮症やパーキンソン病でみられる。

31 ベーチェット病の主症状として中耳炎がある。

31 □ ×：主症状はぶどう膜炎、口腔内アフタ性潰瘍、外陰部潰瘍、結節性紅斑である。

32 ベーチェット病では口腔内アフタ性潰瘍がみられる。

32 □ ○：初発症状として多い。

33 ベーチェット病では病的骨折がみられる。

33 □ ×：関節変形のない関節炎がみられる（副症状）。

34 ベーチェット病はビタミンの欠乏が原因となる。

34 □ ×：病因は明らかではない。

11 ▶運動器疾患

関節疾患

☐ **関節炎**では関節の（腫脹）や（疼痛）、局所（熱感）、（運動）機能障害などがみられ、病理学的には滑膜への（細胞浸潤）、浮腫、結合組織の（増殖）などが認められる。血液検査では炎症所見［＝赤沈（亢進）、白血球（増加）、（CRP）陽性］が確認される。

☐ **関節拘縮**とは関節周囲の（軟部組織）の変性など（関節包外）の病変により、関節可動域が（減少）した状態である。

☐ **関節強直**とは（骨）や（軟骨）の癒合など（関節包内）の病変により、関節可動域がほぼ（消失）した状態である。

☐ **肩関節周囲炎**は肩関節の（疼痛）と（可動制限）を主張とする疾患群の総称で、頻度として（五十肩）が最も多い。

☐ **五十肩**は（癒着性肩関節包炎）とも呼ばれ（50）歳を中心とした（中年）以降に好発する。炎症が主体となる（急性）期、拘縮が生じる（慢性）期、（回復）期の順で進行し、患者は疼痛（軽減）のため、肩関節を内転・内旋位にする。

☐ **肩関節周囲炎**で（有痛弧）徴候※（＝painful arc sign）がみられた場合、（肩腱板断裂）を疑う。
※上肢を自動運動で外転させた際に痛みがみられる。

☐ **変形性関節症**は（加齢）などにより（関節軟骨）が変性・摩耗し、それに伴う骨（増殖）や（骨棘）形成および二次性（骨膜炎）により関節の変形・（拘縮）をきたす疾患である。荷重関節である（膝）関節や（股）関節、および（頸椎）や（腰椎）などに好発する（変形性脊椎症）。

☐ **変形性膝関節症**は関節軟骨の（退行変性）により骨の（増殖）性変化や二次性の（骨膜炎）が生じ、関節（破壊）や（変形）をきたす疾患で、（50）歳以上の（肥満）女性に好発する。変形性関節症の中で最も（多い）。初期には（運動開始）時に膝（内側）の疼痛がみられ、（可動域）制限や膝関節の（腫脹）をきたす。進行すると、（内反）膝などの関節変形がみられる。

☐ **手の変形性関節症**では（DIP）関節での発症が最も多く、（ヘバーデン）結節とよばれ、40歳以降の（女性）に好発する。

☐ **ブシャール結節**は指の（PIP）関節に生じる変形性関節症で、（ヘバーデン）結節に合併することもある。

骨代謝性疾患

☐ **骨粗鬆症**は（骨吸収）が（骨形成）を上回ることで、（骨強度）※が低下する疾患である。海綿骨では骨代謝回転が（速い）ため、海綿骨の多い（椎体）や大腿骨（近位）部、橈骨（遠位）端などに（脆弱）性骨折を起こしやすくなる。
※骨密度と骨質によって規定される骨の強さの指標

☐ **原発性骨粗鬆症**には骨代謝回転が亢進する（閉経後）骨粗鬆症と骨代謝が低下して起こる

118

（加齢）によるものがある。

- □ **くる病**は（ビタミンD）の作用不全や（リン）欠乏により骨の（石灰化）障害をきたし、(類骨)過剰となる疾患で、（骨端線閉鎖前）[（小児）期] に発症する。
  ※骨端線閉鎖後（成人期）にみられる骨石灰化障害は（骨軟化症）とよばれる。

骨腫瘍

- □ **転移性骨腫瘍**は他臓器に原発した腫瘍が骨へ転移したもので、原発巣としては（肺）癌が最も多く、転移先は（脊椎）が最も多い。

- □ **骨肉腫**は原発性悪性骨腫瘍で最も（多く）、(10) 歳代に好発する。（大腿骨）遠位部と（脛骨）近位部の骨幹端部に好発し、（肺）転移することが多い。局所の（疼痛）や（腫脹）がみられ、血液検査では（ALP）の上昇が認められる。現在では患肢（温存）術が第一選択となり、生存率が大幅に（増加）した。

- □ **骨軟骨腫**は原発性骨腫瘍の中で最も（多く）、(10) 歳代に好発する。（大腿骨）遠位部や（脛骨）近位部など長管骨の骨幹端部に好発し、（単発）性と（多発）性のものがある。

筋・腱疾患

- □ **腱鞘炎**の診断には（アイヒホッフ）テスト、（フィンケルシュタイン）テスト、岩野－野末テストなどの疼痛誘発テストが用いられる。

- □ MP関節掌側の狭窄性腱鞘炎を（ばね）指（＝弾発指）といい、長母指外転筋腱と短母指伸筋腱の狭窄性腱鞘炎を（ド・ケルバン）病という。

- □ **重症筋無力症**は（神経筋接合部）のアセチルコリン受容体に対し（自己抗体）が産生され、運動神経から筋への情報伝達が障害される疾患である。眼瞼（下垂）や複視で初発し、（胸腺）腫を伴うことが多い。症状には（日内）変動がみられ、午前中に（軽く）、午後に（悪化）する。

形態異常

- □ **発育性股関節形成不全（先天性股関節脱臼）**は乳幼児期にみられる股関節の（関節包内）脱臼で、（開排）制限※や（クリック）徴候※※、（脚長）差（＝アリス徴候）、（大腿皮膚溝）の非対称などから診断される。
  ※股関節の開きが悪い状態。　※※脱臼整復時に整復感（クリック音）を触知するもの。

- □ **斜頸**は（頭部）が一部に傾き、同時に反対側に（回旋）する位置異常であり、（先天性筋性）斜頸が最も多い。自然治癒しない場合は、3歳までに（手術）を行う。

- □ **特発性側弯症**は（原因不明）の構築性（脊椎）側湾症で、（思春期女子）に好発する。体幹の（非対称）性がみられ、胸郭の変形が進行すると（肺）の圧迫による（呼吸）機能障害が生じる。早期発見を目的として（前屈）テストで腰部隆起・肋骨隆起を確認し、X線像でみられる（コブ角）により側弯度を測定する。

- □ **外反母趾**は母趾のMTP関節での（外反）と第一中足骨の（内反）により、第一中足骨頭が（突出）した状態である。（女性）に多く、靴による圧迫や（扁平）足、（関節リウマチ）など

が誘因となる。靴によって圧迫されると、突出部に（滑液包炎）（＝バニオン）や神経の絞扼障害をきたし、（疼痛）を生じる。

- [ ] **先天性内反足**は足部が（ゴルフクラブ）様の変形を示す（原因不明）の疾患で、（男児）に好発する。

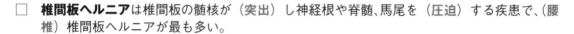

脊椎疾患

- [ ] **椎間板ヘルニア**は椎間板の髄核が（突出）し神経根や脊髄、馬尾を（圧迫）する疾患で、（腰椎）椎間板ヘルニアが最も多い。

- [ ] **腰椎椎間板ヘルニア**は（20〜40）歳代の（男性）に多く、（L4/L5）間や（L5/S1）間に好発する。局所症状として（腰痛）や腰部の（可動域制限）がみられ、神経根症状として（一側）下肢の放散痛や（感覚）障害、（筋力）低下がみられる。

- [ ] L3/4腰椎椎間板ヘルニアでは（大腿神経伸展）テスト（FNST）が陽性となり、L4/L5およびL5/S1腰椎椎間板ヘルニアでは（下肢伸展挙上）テスト（SLRT）や（ラセーグ）徴候が陽性となる。

高位	運動障害	感覚障害	反射低下・消失
L3-4	膝の（伸展）	下腿・足部（内側）	膝蓋腱反射
L4-5	足関節の（背屈）・足趾の伸展	下腿外側〜足背	なし
L5-S1	足関節の（底屈）・母趾の屈曲・足趾の屈曲	足部（外側）	アキレス腱反射

- [ ] **頸椎椎間板ヘルニア**は（30〜50）歳代の（男性）に好発し、（一側）上肢の放散痛などを呈する。神経根障害は（スパーリング）テストや（ジャクソン）テストで診断する。

- [ ] **後縦靭帯骨化症**は後縦靭帯骨の（肥厚）・骨化により（脊髄）が圧迫され、手指の（しびれ）や（巧緻）運動障害などをきたす疾患で（中高年）に好発する。好発部位は（頸椎）が多く、遺伝的素因や（カルシウム）代謝異常、強直性脊椎炎、（肥満）、力学的負荷など様々な原因が組み合わさって発症すると考えられている。進行すると（痙性）の歩行障害や（膀胱直腸）障害などが出現する。患者は比較的軽微な力で（脊髄）を損傷するため、（転倒）を防ぐよう生活指導が必要である。

- [ ] **脊椎分離症**は椎骨が椎弓の（関節突起）間で分離したもので、さらに分離した椎体が（前方）へ転位したものを（脊椎分離すべり症）という。（スポーツ）活動の多い（10）歳代の（男性）に好発し、好発部位は（L5）が多い。主な症状は（腰痛）で、（神経根）症状は分離症では少ない。

- [ ] **変形性脊椎症**は主に（加齢）による椎間板の変性を中心とした脊椎の（退行）性変化をきたした疾患で、（頸椎）、（腰椎）に好発する。変形が進行し、神経根症状や脊髄症状が出現すると（頸椎症）性神経根症、（頸椎症）性脊髄症、腰部（脊柱管狭窄症）とよばれる。

- [ ] **頸椎症**の主な症状は慢性（疼痛）や（可動制限）であり、薬物療法や神経ブロック、安静、物理療法、（牽引）法などの（保存）療法が第一選択となる。

- ☐ **頸椎症性脊髄症**では手指の巧緻運動障害や四肢・体幹の感覚障害、（腱反射）異常、歩行障害、膀胱直腸障害などがみられる。

- ☐ **頸椎症性神経根症**では（一側上肢）の感覚障害、（一側上肢・肩甲部）の疼痛、（一側上肢）の筋萎縮・筋力低下などがみられる。

- ☐ **脊柱管狭窄症**は様々な原因により脊柱管が狭窄して、脊髄や（馬尾）、神経根を（圧迫）する疾患で、（腰椎）に発生することが多い。

- ☐ **腰部脊柱管狭窄症**は変性性（脊椎すべり症）や（変形性脊椎）症など主に（加齢）による変性が原因となり、（中高年）に好発する。馬尾が圧迫されると（→馬尾型）、（膀胱直腸）障害や（性機能）不全、（両側）下肢〜殿部・会陰部の異常感覚、筋力低下、腱反射減弱、（間欠性跛行）などが出現する。一方、神経根が圧迫されると（→神経根型）、（膀胱直腸）障害や（性機能）不全はなく、下肢や殿部の（疼痛）が出現する。症状は（安静）時には軽減・消失するが、体幹（後屈）により増悪し、（前屈）位で軽減するのが特徴である。

- ☐ **外傷性頸部症候群（頸椎捻挫）**は自動車の衝突事故による頸椎（過伸展）・（過屈曲）で起こることが多く、頸部の（疼痛）や（しびれ）が出現するが、多くは数週間で徐々に軽減する。このうち、めまい、耳鳴り、難聴、視力低下、喉のつまり感などの症状がみられるものを（バレー・リュー）症候群という。

脊髄損傷

- ☐ **脊髄損傷**は（脊椎骨折）に伴って起こることが多いが、高齢者では（非骨傷）性脊髄損傷がみられることがある。重度では受傷直後に一時的な脊髄機能不全［＝（脊髄ショック）］を起こし、（弛緩）性麻痺、（反射）の消失、血圧の（低下）、（麻痺）性イレウスなどを生じる。

- ☐ 横隔膜を支配する横隔神経は（C3）〜（C5）に由来するため、これより上位の脊髄損傷では（自発呼吸）が障害される。

- ☐ 心臓壁に分布する交感神経は（T1）〜（T4）に由来するため、これより上位の脊髄損傷では（副交感神経）優位となり、血圧が（低下）する。

- ☐ 胃、小腸、結腸、直腸を支配する交感神経は（T6）〜（L2）に由来し、直腸を支配する副交感神経は（S2）〜（S4）由来であるため、これより上位の脊髄損傷では（消化性潰瘍）や（麻痺）性イレウス、（肛門括約筋）の麻痺を生じる。

- ☐ 排尿に関わる交感神経は（T11）〜（L2）由来、副交感神経は（S2）〜（S4）由来であるため、これらより上位の脊髄損傷では（排尿）障害をきたす。

外傷

- ☐ **骨折**は原因により（外傷）性骨折、（病的）骨折、（疲労）骨折に分類される。

- ☐ **疲労骨折**は（スポーツ）活動などで、（健常）な骨の同一部位に比較的（小さな）力が繰り返し加わることで発症する。

- ☐ **大腿骨頸部骨折**は（高齢者）の転倒で生じることが多く、（骨粗鬆症）の女性に好発する。

治療は（手術）療法が原則で、早期の（離床）を勧めることで廃用症候群を予防する。

☐ **上腕骨近位部骨折**は（骨粗鬆症）の（高齢）女性に好発する。

☐ **コーレス骨折**は（橈骨遠位端）に生じる関節外骨折で、（骨粗鬆症）の（中年）女性に好発する。

☐ **鎖骨骨折**は頻度の（高い）骨折で、（交通事故）や（スポーツ）外傷により生じることが多い。

☐ **上腕骨顆上骨折**は（小児）に多く、転倒して手をついた際に肘関節が（過伸展）を強制されて生じる（伸展）型が多い。

☐ **上腕骨外顆骨折**は（小児）が転倒で手をついた際に生じることが多い。初期治療を誤ると偽関節となり、（外反）肘や遅発性（尺骨）神経麻痺をきたすことがある。

☐ **舟状骨骨折**は（手根骨）骨折の中で最も多く、（若年）者が手関節（背屈）位（＝伸展位）で手をついて受傷することが多い。

☐ **肩関節脱臼**は（外傷性）脱臼の中で最も多く、（前方）脱臼が多い。合併症として、上腕骨骨折や（腋窩）神経麻痺などがある。若年者では（反復）性脱臼となることが多い。

その他

☐ **上腕骨外側上顆炎**は（テニス）肘とも呼ばれ、（30〜50）歳代の（女性）に好発する。（テニス）などのスポーツや（日常生活）動作により発症し、肘外側の（疼痛）を生じる。（トムソン）テスト※や（チェア）テスト※※、（中指伸展）テストなどの疼痛誘発テストが陽性となる。
※手関節を伸展させた患者の握り拳を屈曲させると疼痛が誘発される。
※※前腕回内位、片手で椅子などの重いものを持ち上げると疼痛が誘発される。

☐ **膝蓋靱帯炎**は（ジャンプ）やランニングなど膝伸展機構の（使いすぎ）によって起こるスポーツ障害で、（ジャンパー）膝とも呼ばれる。

☐ **膝前十字靱帯損傷**はジャンプからの（着地）、方向転換、急停止により発症しやすく、受傷時に（激痛）や（断裂）音がみられる。

☐ **離断性骨軟骨炎**は骨の（成長）期に関節軟骨の下にある骨が（骨壊死）を起こし、正常骨から離断するもので（スポーツ）障害として発症する。

☐ **胸郭出口症候群**は胸郭出口部で（腕神経叢）や（鎖骨下）動脈が牽引または圧迫されることで、上肢の（疼痛）やしびれ、肩こり、（握力）低下などを生じる疾患である。牽引型は（なで肩）の20〜30歳代の（女性）に多く、圧迫型は（筋肉質）の30歳代の（男性）に多い。徒手検査には（モーレイ）テスト、（アドソン）テスト、（ライト）テスト、（エデン）テストなどがある。

☐ **手根管症候群**は（正中）神経が手根管内で絞扼・圧迫されて（正中）神経麻痺を生じるもので（ファレン）テストにより手関節（掌屈）位でしびれが増強されることを確認する。

Question	Answer
1 関節拘縮の原因は関節包内の骨・軟骨にある。	**1** □ ×：関節拘縮 → 関節強直
2 関節強直の主な原因は関節周囲の軟部組織の変性である。	**2** □ ×：関節強直 → 関節拘縮
3 肩関節周囲炎は70歳以上の高齢者に好発する。	**3** □ ×：50歳を中心とした中年以降に多い。
4 肩関節周囲炎では慢性期になるまで症状はみられない。	**4** □ ×：急性期に疼痛が最も強い。
5 肩関節周囲炎でペインフルアークサインがあれば腱板損傷を疑う。	**5** □ ○
6 変形性関節症は関節の炎症性変性である。	**6** □ ×：炎症性 → 退行性 加齢や肥満などが原因となる。
7 変形性関節症は荷重関節に好発する。	**7** □ ○
8 変形性関節症では安静時に痛みが出現する。	**8** □ ×：安静時 → 運動開始時
9 ヘバーデン結節は男性に多い。	**9** □ ×：男性 → 女性
10 ヘバーデン結節は近位指節間関節に好発する。	**10** □ ×：近位 → 遠位
11 ヘバーデン結節は関節リウマチの一種である。	**11** □ ×：関節リウマチ → 変形性関節症
12 ヘバーデン結節では初期に軽度発赤・熱感を生じる。	**12** □ ○
13 骨粗鬆症では骨量は変化しない。	**13** □ ×：低下する。
14 骨粗鬆症では大腿骨遠位部骨折を起こしやすい。	**14** □ ×：遠位部 → 近位部
15 骨粗鬆症では脊柱後弯変形がみられる。	**15** □ ○：脊椎圧迫骨折による。
16 コーレス骨折は骨粗鬆症患者に多い。	**16** □ ○
17 骨粗鬆症は思春期に発症する。	**17** □ ×：閉経後の女性に多い。
18 くる病はビタミンB_1欠乏によって起こる。	**18** □ ×：ビタミンB_1 → ビタミンD

19 くる病は骨石灰化の亢進によって起こる。

19 ☐ ×：亢進 → 低下

20 くる病は成人期に発症する。

20 ☐ ×：成人期に発症するものを骨軟化症という。

21 骨軟化症では類骨の増加がみられる。

21 ☐ ○

22 転移性骨腫瘍は青年期に多くみられる。

22 ☐ ×：癌発生率が高い50歳以上に多い。

23 転移性骨腫瘍では腰椎への転移が最も多い。

23 ☐ ○

24 骨肉腫は高齢者に好発する。

24 ☐ ×：高齢者 → 若年者

25 骨肉腫は原発性の骨悪性腫瘍では最も多い。

25 ☐ ○

26 骨肉腫は大腿骨近位に好発する。

26 ☐ ×：近位 → 遠位（膝周辺）

27 骨肉腫では疼痛・腫脹・発赤がみられる。

27 ☐ ○

28 骨肉腫では初発症状として間欠性跛行がみられる。

28 ☐ ×：局所の疼痛や腫脹がみられるが特異的な症状はない。間欠性跛行は脊柱管狭窄などでみられる。

29 骨軟骨腫は悪性骨腫瘍である。

29 ☐ ×：悪性 → 良性

30 骨軟骨腫は50歳代に好発する。

30 ☐ ×：50歳代 → 10歳代

31 腱板炎の検査ではファレンテストが用いられる。

31 ☐ ×：ファレンテストは手根管症候群の検査である。

32 重症筋無力症は遺伝性疾患である。

32 ☐ ×：自己免疫疾患である。

33 重症筋無力症は男性に多い。

33 ☐ ×：男性 → 女性

34 重症筋無力症では症状に日内変動がみられる。

34 ☐ ○

35 発育性股関節形成不全では下肢長差はみられない。

35 ☐ ×：患肢短縮を認める（アリス徴候）

36 発育性股関節形成不全では大腿内側の皺の数が非対称となる。

36 ☐ ○：大腿皮膚溝の非対称

37 発育性股関節形成不全では屈曲外転時にクリック音が触知される。

37 ☐ ○：クリック徴候

38 発育性股関節形成不全では幼児期に腰椎後弯増強がみられる。

38 ☐ ×：後弯 → 前弯
両側性脱臼の場合にみられる。

39	筋性斜頸の治療では頸椎牽引が用いられる。	39 □ ×：ほとんどが自然治癒するが、軽快しない場合は手術療法を行う。
40	特発性側弯症は5歳未満で診断されることが多い。	40 □ ×：思春期女子に好発する。
41	特発性側弯症では前屈時に一側の肩甲骨隆起がみられる。	41 □ ○：前屈テスト
42	特発性側弯症はコブ法によって早期発見される。	42 □ ×：コブ法では側弯度を測定する。
43	特発性側弯症では肺機能低下は認められない。	43 □ ×：胸郭変形により肺が圧迫され、呼吸障害をきたす。
44	外反母趾は凹足で起こりやすくなる。	44 □ ×：凹足 → 扁平足
45	外反母趾では足の内在筋の弱化がみられる。	45 □ ○
46	外反母趾では第1中足趾関節は上方に突出する。	46 □ ×：上方 → 内側
47	バニオンは母趾のMTP関節内側部に生じる滑液包炎である。	47 □ ○
48	外反母趾はバニオンを引き起こす。	48 □ ○
49	内反足は発育期のスポーツ障害として発症する。	49 □ ×：先天性の疾患である。
50	腰椎椎間板ヘルニアは60歳代に好発する。	50 □ ×：60歳代 → 20～40歳代
51	腰椎椎間板ヘルニアでは下肢伸展挙上テストが陽性となる。	51 □ ○：L4/L5およびL5/S1 椎間板ヘルニアで陽性となる。
52	腰椎椎間板ヘルニアではジャクソンテストが陽性となる。	52 □ ×：腰椎 → 頸椎
53	L3/L4椎間板ヘルニアでは大腿四頭筋の筋力低下により、膝の伸展が障害される。	53 □ ○
54	L3/L4椎間板ヘルニアではアキレス腱反射が低下する。	54 □ ×：アキレス腱反射 → 膝蓋腱反射
55	L4/L5椎間板ヘルニアでは下肢症状は両側性に出現することが多い。	55 □ ×：両側性 → 一側性
56	L4/L5椎間板ヘルニアでは膝蓋腱反射が減弱する。	56 □ ×：L4/L5 → L3/L4

57 腰椎椎間板ヘルニアの治療ではスピードトラック牽引が用いられる。

57 □ × : スピードトラック牽引は弾性包帯で圧迫固定したトラックバンドを介して牽引を行う介達牽引法で、四肢の骨折や脱臼などに適応される。

58 頸部後縦靭帯骨化症は若年者に好発する。

58 □ × : 若年者 → 中高年

59 頸部後縦靭帯骨化症の原因はカルシウムの過剰摂取である。

59 □ × : カルシウムの代謝異常であり、過剰摂取ではない。

60 頸部後縦靭帯骨化症では進行性の弛緩性四肢麻痺を起こす。

60 □ × : 弛緩性 → 痙性

61 頸部後縦靭帯骨化症では転倒予防のための生活指導が行われる。

61 □ ○

62 脊椎分離症は上下関節突起間に生じる。

62 □ ○

63 脊椎分離症はスポーツ選手に多くみられる。

63 □ ○

64 脊椎分離症は胸椎に好発する。

64 □ × : 胸椎 → 腰椎下部（L5）

65 腰椎分離症は発育期のスポーツ障害として発症する。

65 □ ○

66 脊椎分離症では初期より神経根症状が出現する。

66 □ × : 脊椎分離症では神経根症状はまれである。

67 脊椎分離すべり症は高齢者に好発する。

67 □ × : 高齢者 → 10歳代の男性

68 脊椎分離すべり症では腰椎前彎が増強する。

68 □ ○

69 腰部脊椎分離症は過度の腰部前屈により起こる。

69 □ × : スポーツ活動などで、過度の後屈や回旋をした際に生じる。

70 頸椎症性脊髄症では一側肩甲背部の疼痛がみられる。

70 □ × : 脊髄症 → 神経根症

71 頸椎症性神経根症では深部腱反射が亢進する。

71 □ × : 神経根症 → 脊髄症
錐体路の障害でみられる。

72 頸椎症性関連痛の治療では手術が第一選択である。

72 □ × : 手術 → 保存療法

73 頸椎症では保存療法として頸椎牽引が行われる。

73 □ ○

74 腰部脊椎間狭窄症では鶏歩がみられる。

74 □ ×：鶏歩 → 間欠性跛行
鶏歩は総腓骨神経麻痺などでみられる（2.神経・筋疾患参照）。

75 腰部脊柱管狭窄症では腰椎後屈で疼痛が軽減する。

75 □ ×：後屈 → 前屈

76 腰部脊柱管狭窄症では間欠性跛行がみられる。

76 □ ○

77 腰部脊柱管狭窄症の馬尾型では下肢症状は片側性に出現する。

77 □ ×：片側性 → 両側性

78 腰部脊柱管狭窄症では安静時に症状が増悪する。

78 □ ×：安静時には症状は軽減・消失する。進行すると安静時にも疼痛が出現する。

79 頸椎捻挫ではバレー・リュー症状がみられる。

79 □ ○

80 脊髄ショックでは痙性麻痺となる。

80 □ ×：痙性麻痺 → 弛緩性麻痺

81 上位頸髄損傷では呼吸障害がみられる。

81 □ ○

82 下位頸髄損傷では排尿は正常にできる。

82 □ ×：排尿障害がみられる。

83 頸髄損傷では麻痺性イレウスを合併する。

83 □ ○

84 頸髄損傷では体温調節障害がみられる。

84 □ ○

85 頸髄損傷では血圧は変動しない。

85 □ ×：低血圧になる。

86 頸髄損傷では消化性潰瘍がみられる。

86 □ ○

87 頸髄損傷では損傷早期から異所性骨化が認められる。

87 □ ×：早期にはみられない。

88 頸髄損傷の治療では頸部の保護を行う。

88 □ ○

89 頸髄損傷の治療では体温管理が重要である。

89 □ ○

90 頸髄損傷患者に対して体位変換を行う。

90 □ ○

91 頸髄損傷患者では持続導尿が必要である。

91 □ ×：持続導尿 → 間欠導尿

92 転倒による前頭部の強打で両上肢のしびれ感と歩行困難がみられた場合、頸椎骨折を疑う。

92 □ ×：頸椎骨折 → 頸髄中心性損傷
頸椎骨折では頸部の痛みが出現する。

93 頸髄中心性損傷では横隔膜呼吸が消失する。

93 □ ×：完全な損傷ではないので、横隔神経の機能は残存する。

94 頸髄中心性損傷では両上肢の脱力がみられる。

94 □ ○

95 頸髄中心性損傷では膝蓋腱反射が消失する。

95 □ ×：消失 → 亢進

96 頸髄中心性損傷では排尿困難がみられる。

96 □ ○

97 疲労骨折は発育期のスポーツ障害として発症する。

97 □ ○

98 大腿骨頸部骨折は幼児に多い。

98 □ ×：幼児 → 高齢者

99 大腿骨頸部骨折の治療では骨盤牽引が用いられる。

99 □ ×：適応ではない。

100 大腿骨骨幹部骨折の治療では直達牽引が用いられる。

100 □ ○

101 上腕骨近位部骨折は発育期での転倒で起こりやすい。

101 □ ×：高齢者に好発する。

102 コーレス骨折は発育期での転倒で起こりやすい。

102 □ ×：骨粗鬆症の中年女性に多い。

103 鎖骨骨折は高齢者に多い。

103 □ ×：幅広い年代で起こる。

104 上腕骨顆上骨折は高齢者に多い。

104 □ ×：高齢者 → 小児

105 上腕骨外顆骨折は発育期での転倒で起こりやすい。

105 □ ○

106 小児期の上腕骨外顆骨折の後遺症として橈骨神経麻痺を生じる。

106 □ ×：橈骨神経麻痺 → 尺骨神経麻痺

107 手の舟状骨骨折はバットの素振りの繰り返しによって起こる。

107 □ ×：手をついて倒れたときに骨折することが多い。

108 脊椎圧迫骨折は高齢者に多い。

108 □ ○：骨粗鬆症で多い。

109 肩関節脱臼では病的脱臼が多い。

109 □ ×：病的 → 外傷性

110 肩関節脱臼では後方脱臼が多い。

110 □ ×：後方 → 前方

111 肩関節脱臼では腕神経叢麻痺を合併する。

111 □ ○

112 肩関節脱臼では関節強直がみられる。

112 □ ×：みられない。

113 上腕骨外側上顆炎の診断ではチェアテストを行う。

113 □ ○

114 膝蓋靱帯炎はジャンプ着地の繰り返しによって起こる。

114 □ ○

115 膝前十字靱帯損傷はボールキック動作の繰り返しによって起こる。

115 □ ×：ジャンプからの着地などで起こりやすい。

116 離断性骨軟骨炎は発育期のスポーツ障害として発症する。

116 □ ○

117 胸郭出口症候群は高齢者に多い。

117 □ ×：20〜30歳代に多い。

118 胸郭出口症候群は前斜角筋による圧迫が原因となる。

118 □ ○：前斜角筋は胸郭出口部にある。

119 胸郭出口症候群では動脈は圧迫されない。

119 □ ×：鎖骨下動脈が圧迫される。

120 胸郭出口症候群では上肢帯の筋力が低下する。

120 □ ○：握力低下など。

121 胸郭出口症候群の診断ではスピードテストが用いられる。

121 □ ×：モーレイテスト、アドソンテスト、ライトテスト、エデンテストなどが行われる。

122 手根管症候群の検査ではライトテストが用いられる。

122 □ ×：ライトテスト → ファレンテスト

MEMO

12 ▶ 皮膚疾患・眼疾患・耳鼻咽頭疾患

皮膚疾患

☐ **熱傷**の重症度は傷害された皮膚の（深さ）によってⅠ〜Ⅲ度に分類される。

Ⅰ度	（表皮）内の熱傷で、（発赤）や（浮腫）を認める。 （痛み）は強いが（数日）で治癒し、（瘢痕）を残さない。
浅達性Ⅱ度	（真皮浅）層の熱傷で、発赤、浮腫の他、（水疱）形成を認める。 （痛み）を伴い約（1〜2週間）で治癒し、（瘢痕）は残さないことが多い。
深達性Ⅱ度	（真皮深）層の熱傷で、発赤、浮腫、（水疱）形成を認める。 （痛み）は強く、約（3〜4週間）で治癒するが、（瘢痕）を残すことが多い。
Ⅲ度	（皮下組織）まで及ぶ熱傷で、（水疱形成）はなく、（血管）障害により皮膚が白色または黒色に変色する。（痛み）はほとんどなく、治癒には（1ヶ月以上）を要する。（肥厚）性瘢痕や瘢痕（拘縮）を起こしやすい。

☐ 成人の熱傷範囲の判定には、身体各部位を9の倍数として計算する（9の法則）が用いられる（右表 参照）。

部位	体積百分率（％）
頭部	9
胴部前面	18
胴部後面	18
左上肢	9
右上肢	9
左下肢	18
右下肢	18
会陰部	1

☐ **熱傷**の応急処置では、水道水などで約20分間（冷却）を行う。広範囲の熱傷では早期に（輸液）を開始することが望ましい。

☐ **熱傷**の局所療法では、Ⅰ度〜浅達性Ⅱ度熱傷に対しては（ステロイド）外用薬を用い、広範囲に及ぶⅡ度熱傷やⅢ度熱傷に対しては、（手術）療法が選択される。

☐ **アトピー性皮膚炎**は（IgE）産生能亢進や皮膚（バリア機能）の低下などに基づく皮膚過敏症で、（乳幼児）期〜（思春）期のアトピー性疾患の既往や（家族）歴がある人に好発する。（冬〜春）にかけて悪化し、他の（アレルギー）疾患を合併することが多い。

☐ **アトピー性皮膚炎**は乳幼児期には（顔面）を主体とし、（湿潤）傾向を示すが、加齢とともに（全身）に拡大し、（乾燥）傾向となる。（Ⅰ）型、（Ⅳ）型アレルギー反応の関与が考えられている。

眼疾患

☐ **細菌性結膜炎**は（黄色ブドウ球菌）などの感染で起こり、結膜（充血）や（膿）性の眼脂などがみられる。感染性は（弱く）、（抗生物質）で治療する。

☐ **クラミジア結膜炎**はクラミジア・トラコマティスの感染で起こり、大型の（濾胞）形成が特徴的である。結膜炎の完治には（長期間）の薬物療法が必要となる。

☐ **流行性角結膜炎（はやり目）**は（アデノウイルス）の感染によって起こり、（耳前リンパ節）腫脹、流涙、充血、異物感、眼瞼腫脹などがみられる。成人では急性（濾胞）性結膜炎、乳児では（偽膜）性結膜炎の病像を呈する。感染力が（強い）ため、診察処置には注意を要する。

☐ **アレルギー性結膜炎**は結膜での（Ⅰ）型アレルギーで、（瘙痒）感や充血、浮腫などがみられる。

☐ **緑内障**は眼球の内圧（＝眼圧）が（上昇）し、（視覚）障害が生じた状態で、シュレム管の変性による（原発開放隅角）緑内障と、隅角の狭窄による（原発閉塞隅角）緑内障がある。眼圧（上昇）により視神経が圧迫され、視野の（欠損）が生じる。

☐ **原発開放隅角緑内障**では（初期症状）はほとんどないが、（視神経乳頭）の陥凹や傍中心暗点の出現、視神経線維束欠損などが初期からみられ、進行すると視神経（萎縮）をきたす。

☐ **白内障**は（加齢）により（水晶体）が混濁し、（視力）低下や（羞明）※をきたす疾患で、（手術）療法が基本となる。
※通常の光をまぶしく感じる状態。

耳鼻咽頭疾患

☐ **メニエール病**は内耳を満たす液体（＝内リンパ）が増えすぎた状態で、（回転）性の眩暈や、（低音）域の（感音）難聴、（耳鳴）、耳閉塞感、悪心・嘔吐などを生じる疾患である。症状は（発作）性で（反復）する。また、眼振検査では発作時に（患）側に向かい、間欠期には（健）側に向かう所見が認められる。

☐ **突発性難聴**は突然、（一側）性の高度の（感音）難聴、耳閉塞感、（耳鳴）、眩暈を生じる疾患である。原因不明であるが、血管の痙攣や（ウイルス）の関与が考えられている。発作は（反復）せず、（早期治療）すれば予後良好である。薬物治療には（ビタミン）薬や（血管拡張）薬、（ATP）製剤、副腎皮質ステロイド薬などが用いられる。

☐ **アレルギー性鼻炎**は鼻粘膜の肥満細胞や好塩基球に結合した（IgE）に外界から侵入した抗原が結合し、これらの細胞より（ヒスタミン）や（ロイコトリエン）などが遊離されて起こるアレルギー性疾患で、（Ⅰ）型アレルギーである。

☐ **アレルギー性鼻炎**の三大症状は（くしゃみ）、（水様）性鼻汁、鼻閉であり、喘息や（結膜）炎を伴うこともある。マスクなどによりアレルゲンを（回避）することが肝要であるが、薬剤療法では（抗ヒスタミン）薬や局所（ステロイド）、抗ロイコトリエン薬などが用いられる。

☐ **慢性副鼻腔炎**はいわゆる（蓄膿症）で、副鼻腔の慢性炎症により（膿貯留）を生じたもので、（鼻）や（歯）の炎症が波及したものが多い。ウイルス感染後の（細菌）感染や外傷、気圧変化などが原因となる。通常は（両側）性で、（上顎）洞に好発する。

☐ **慢性副鼻腔炎**では持続する（粘液）性の鼻漏や、鼻閉塞感、鼻汁、後鼻漏などがみられ、X線検査では副鼻腔の（混濁）が認められる。近年、（内視鏡下鼻内手術）が第一選択となっている。

Question	Answer
1 第1度熱傷では最初にステロイド軟膏の塗布を行う。	**1** ☐ ×：最初は応急処置として冷却を行う。
2 「9の法則」では頭部は総体表面積の18%にあたる。	**2** ☐ ×：18% → 9%
3 広範囲の熱傷では早期に輸液療法を開始する。	**3** ☐ ○
4 第3度熱傷では水疱形成が主体となる。	**4** ☐ ×：第3度 → 第2度
5 アトピー性皮膚炎はⅡ型アレルギーである。	**5** ☐ ×：Ⅱ型 → Ⅰ型
6 アトピー性皮膚炎は季節により症状が変動しやすい。	**6** ☐ ○
7 アトピー性皮膚炎は気管支喘息に合併しやすい。	**7** ☐ ○
8 アトピー性皮膚炎は家庭内発症がみられやすい。	**8** ☐ ○
9 細菌性結膜炎では大型濾胞が特徴的所見である。	**9** ☐ ×：大型濾胞はクラミジア結膜炎でみられる。
10 ウイルス性結膜炎は院内感染が起こりやすい。	**10** ☐ ○
11 クラミジア性結膜炎は難治性である。	**11** ☐ ○
12 流行性角結膜炎は黄色ブドウ球菌の感染によって起こる。	**12** ☐ ×：黄色ブドウ球菌 → アデノウイルス
13 アレルギー性結膜炎ではかゆみが強い。	**13** ☐ ○
14 アレルギー性結膜炎では眼瞼腫脹がみられる。	**14** ☐ ○
15 緑内障では水晶体の混濁がみられる。	**15** ☐ ×：緑内障 → 白内障
16 緑内障では結膜の炎症がみられる。	**16** ☐ ×：視野の欠損など視覚障害がみられる。
17 緑内障では眼球の陥凹がみられる。	**17** ☐ ×：みられない。視神経乳頭は陥凹する。
18 緑内障では視野障害がみられる。	**18** ☐ ○

19 白内障ではブドウ膜炎を合併する。

19 □ ×：ブドウ膜炎はベーチェット病などでみられる。

20 角膜炎は眼圧亢進によって起こる。

20 □ ×：角膜炎 → 緑内障

21 メニエール病では伝音難聴がみられる。

21 □ ×：伝音難聴 → 感音難聴

22 メニエール病の発作は反復消長する。

22 □ ○

23 メニエール病では眩暈発作がみられる。

23 □ ○：回転性の眩暈がみられる。

24 メニエール病では自発眼振を生じる。

24 □ ○

25 メニエール病では耳漏がみられる。

25 □ ×：みられない。耳漏は中耳炎などでみられる。

26 メニエール病では耳鳴りを生じる。

26 □ ○

27 メニエール病では難聴となる。

27 □ ○：低音域が障害される。

28 突発性難聴は伝音難聴である。

28 □ ×：伝音難聴 → 感音難聴

29 突発性難聴は頭痛を伴う。

29 □ ×：頭痛はみられない。

30 突発性難聴では耳鳴りが生じる。

30 □ ○

31 突発性難聴には抗菌薬投与が有効である。

31 □ ×：治療にはATP製剤、ビタミン剤、血管拡張薬、ステロイドなどが用いられる。

32 アレルギー性鼻炎では発作性のくしゃみを生じる。

32 □ ○

33 アレルギー性鼻炎では膿性鼻汁が特徴的である。

33 □ ×：膿性 → 水様性

34 アレルギー性鼻炎にはIgG抗体が関与する。

34 □ ×：IgG → IgE

35 アレルギー性鼻炎は手術で治療する。

35 □ ×：薬物治療が基本である。

36 アレルギー性鼻炎の診断にはIgAが有効である。

36 □ ×：IgA → IgE

37 慢性副鼻腔炎の原因ではウイルス感染が多い。

37 □ ×：ウイルス → 細菌

38 慢性副鼻腔炎では水様性鼻汁が特徴的である。

38 □ ×：水様性 → 粘液性、粘液膿性

39 慢性副鼻腔炎の検査ではX線検査が用いられる。

39 □ ○

40 慢性副鼻腔炎は内視鏡手術の適応ではない。

40 □ ×：第一選択である。

統合失調症、気分障害

☐ **統合失調症**は思考や行動、感情を1つの目的に沿ってまとめていく能力、すなわち（統合）する能力が長期間にわたって低下し、その経過中にある種の（幻覚）、（妄想）、ひどくまとまりのない行動が見られる病態である。一般人口の約（1）％にみられ、（20）歳前後の初発が多く、主に、（破瓜）型、（緊張）型、（妄想）型などの病型に分類される。幻覚や妄想などの（陽性）症状や感情鈍麻や自閉などの（陰性）症状を呈する。

☐ **気分（感情）障害**は、うつ状態のみを呈する（うつ病）と躁とうつの両状態を示す（躁うつ病）（＝双極性感情障害）に分類される。原因不明であるが、（セロトニン）や（ノルアドレナリン）などの脳内モノアミンの減少が示唆されている。

☐ **うつ状態**は気分が落ち込み、意欲・活動性が（低下）している状態で、（抑うつ）気分や悲壮感、悲観的、（興味・関心）の喪失、（精神）運動の喪失、（貧困）妄想、（心気）妄想、食欲減退、体重減少、（早朝覚醒）、不眠、（自殺）念慮などがみられる。怒りや（焦燥）などがみられることもある。症状には日内変動があり、（朝）の方がうつ状態が強くなる。

☐ **躁状態**は気分が（高揚）し、意欲や活動性が（亢進）している状態で、爽快気分、多弁・多動、（観念奔逸）、（誇大）妄想、行為心迫、性欲・食欲亢進、易刺激性、易怒性などがみられる。

不安障害

☐ **パニック障害**は（パニック）発作、（予期）不安、（空間）恐怖が共に存在し、生活に支障をきたす状態で、発作中は（動悸）・頻脈、息苦しさ・（過呼吸）、このまま死んでしまうのではないかという強い恐れが生じる。

摂食障害

☐ **摂食障害**には（神経性食欲不振）症（＝拒食症）と（神経性大食）症（＝過食症）があり、両者は（移行）・反復することも多く、やせ願望や肥満への恐れなど心理的特徴の多くが（共通）している。（思春期女子）に多い。

その他

☐ **アルコール依存症**ではアルコールに対する（身体）依存、（精神）依存、（耐性）形成の3因子が基盤にあり、離脱症状として不眠、（自律）神経障害、不安不穏、（振戦せん妄）、けいれん発作、一過性の錯覚・幻覚などがみられる。治療は（断酒）で、（断酒会）などの集団精神療法が有効である。（抗酒）薬なども用いられる。

☐ **広汎性発達障害**は相互的な対人社会関係や言語など（コミュニケーション）パターンの質的障害、奇妙な限局した（常同的反復的）な活動などを特徴とする一群の障害で、（自閉症）や（アスペルガー）症候群が含まれる。

13 ▶ 精神・心身医学的疾患 Q&A

Question	Answer
1 統合失調症の症状は第三者からみて理解可能である。	**1** ☐ ×：理解不可能である。
2 統合失調症では誰かが自分を監視していると訴える。	**2** ☐ ○：思考障害がみられる。
3 うつ病の症状として幻覚がある。	**3** ☐ ×：幻覚は統合失調症などでみられる。
4 うつ病の症状として睡眠障害がある。	**4** ☐ ○：早朝覚醒や不眠がみられる。
5 うつ病患者は自分の考えが抜き取られると感じる。	**5** ☐ ×：うつ病 → 統合失調症
6 うつ病患者は頭が働かず考えが進まないと訴える。	**6** ☐ ○：思考の貧困化
7 うつ病患者は自分の悪口が聞こえると訴える。	**7** ☐ ×：うつ病 → 統合失調症
8 うつ病の症状として怒りや焦燥がある。	**8** ☐ ○
9 うつ病の原因としてアセチルコリンの関与が考えられている。	**9** ☐ ×：セロトニンやノルアドレナリンの減少が考えられている。
10 躁病の症状として喜びの消失がある。	**10** ☐ ×：躁病 → うつ病
11 パニック障害では発作中息苦しさを訴える。	**11** ☐ ○：過呼吸がみられる。
12 パニック障害では妄想がみられる。	**12** ☐ ×：みられない。
13 パニック障害では幻覚がみられる。	**13** ☐ ×：みられない。
14 アルコール依存症では離脱症状として幻視がみられる。	**14** ☐ ○
15 アルコール依存症では離脱症状として発汗がみられる。	**15** ☐ ○：自律神経障害
16 アルコール依存症では離脱症状として手指振戦がみられる。	**16** ☐ ○
17 アスペルガー症候群は知能の低下を伴う。	**17** ☐ ×：知能、言語障害なし。

MEMO

鍼灸国試 でるポとでる問

PART 3　リハビリテーション医学

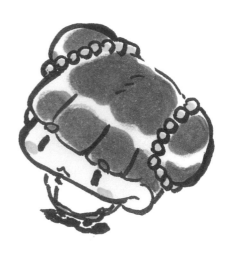

1 ▶ リハビリテーション概論

リハビリテーションの理念

☐ リハビリテーションとは「（再び）」を意味するre-とラテン語の「（適合させる）」を意味するhabilitarを組み合わせてできた言葉で、（復職）、（復権）、（名誉回復）という意味をもっている。

☐ リハビリテーションとは障害をもつ人々に対し行う（身体的）、（心理的）、（社会・職業的）な潜在能力を引き出す訓練をいう。

☐ 自立生活の定義は、自分で納得できる選択に基づいて（自らの生活をコントロール）することで、（一定の範囲での社会的役割を果たす）こと、（自分で意思決定する）こと、他人への心理的あるいは身体的依存を最小ならしめるように注意することなどが含まれる。

☐ 障害者と健常者が同じように家庭や地域で社会生活を送り、同様の権利が保障されるように（バリアフリー化）を目指す理念を（ノーマライゼーション）という。

リハビリテーション医学

☐ リハビリテーション医学の主な対象疾患には（脳卒中）、（脊髄損傷）、関節リウマチなどの骨関節疾患、脳性麻痺を含む小児疾患、神経筋疾患、切断、（呼吸器疾患）、循環器疾患などがある。

☐ リハビリテーション医学の流れは、まず患者に対しリハビリテーション医が診断し、各職種の角度から（評価）それに基づき（目標）と（治療方針）を決める。これらは繰り返し開かれる（評価会議）によって途中で（修正・変更）されることもある。

障害のとらえ方

☐ 国際生活機能分類（ICF）は、従来の障害者のみを対象とする（国際障害分類（ICIDH-1））と異なり、（すべての人々）を対象に障害の（マイナス面）と（プラス面）の両面から評価する分類である。

☐ 国際生活機能分類（ICF）は障害の（プラス）の面も見ており、3つの生活機能である「（心身機能・身体構造）」「（活動）」「（参加）」に障害が生じたものをそれぞれ「（機能障害）」「（活動制限）」「（参加制約）」と呼んでいる。
※「上肢麻痺」は（機能障害）、「書字困難」は（活動制限）、「事務職就職困難」は（参加制約）となる。

☐ 国際生活機能分類（ICF）では生活機能に影響を与える因子として（個人因子）と（環境因子）から構成される（背景因子）という考え方が取り入れられている。

☐ 国際生活機能分類（ICF）の構成要素間の因果関係は（両方向性）である。

リハビリテーションの分野

☐ リハビリテーションは（医学的）、（教育的）、（職業的）、（社会的）リハビリテーションの4つの分野に分けられる。

身体障害

☐ 身体障害の範囲は「身体障害者福祉法」に定められ、程度によって（身体障害者手帳）が交付される。

身体障害の範囲	
① （視覚障害）	⑥ （膀胱または直腸障害）
② （聴覚障害・平衡機能障害）	⑦ （小腸機能障害）
③ （音声機能・言語機能または咀嚼機能の障害）	⑧ （ヒト免疫不全ウイルスによる免疫機能障害）
④ （肢体不自由）	⑨ （肝臓機能障害）
⑤ （心臓・腎臓・呼吸器の障害）	※⑤～⑨を総称し（内部障害）という。

☐ 身体障害の中で最も多いのが（肢体不自由）であり、5割近くを占める。

☐ 近年の身体障害者の分類中では（内部障害）の増加率が最も高い（平成8年から18年までの10年間の推移。厚生労働省「身体障害児・者実態調査」）。

医療における各時期のリハビリテーション

☐ 医学的リハビリテーションは時期により（急性期）、（回復期）、（維持期）の3段階に分類される。※予防期、終末期を加え5段階にされることもある。

☐ 急性期リハビリテーションは（早期離床）や（廃用予防）などを目的に行われる。

☐ 回復期リハビリテーションは（機能回復）や（ADL向上）などを目的に行われる。

☐ 維持期リハビリテーションは急性期・回復期リハにより獲得された（機能）や（ADL能力）の維持を目的に行われる。

リハビリテーション・チーム

☐ 医学的リハビリテーションは、（患者とその家族）、（リハビリテーション医）、（理学療法士）、（作業療法士）、リハビリテーション看護師、言語聴覚士、臨床心理士、ソーシャルワーカー、（義肢装具士）などがチームとなって行っていく。

☐ 理学療法士は医師の指示の下、（運動療法）や（物理療法）を行い、患者の基本的動作能力の回復を図る。

☐ 作業療法士は医師の指示の下、（身体障害者）や（精神障害者）に対して作業療法を行う。

☐ 言語聴覚士は医師、歯科医師の指示の下、（言語訓練）や（嚥下訓練）などを行う。

☐ 義肢装具士は医師の指示の下、義肢および装具の（製作）や身体への（適合）を行う。

1 ▶リハビリテーション概論 Q&A

Question	Answer

1 リハビリテーションとは機能訓練という意味である。

1 ☐ ×：リハビリテーションは「復職」、「復権」、「名誉回復」という意味をもつ。

2 病気の治癒はリハビリテーションの目的の1つである。

2 ☐ ×：リハビリテーションは「機能障害の軽減」「経済的自立」「復職」等を目的とする。

3 リハビリテーションは個人の経済的問題にも介入する必要がある。

3 ☐ ○

4 リハビリテーションにおける意志の決定は主に医療者が行う。

4 ☐ ×：患者が自らの意志で決定する。

5 自立生活とは一定の範囲で社会的役割を果たすことである。

5 ☐ ○

6 自立生活とは、日常生活が自立することである。

6 ☐ ×：自立とはADLの自立ではなく、障害者自身の選択に基づく自己決定を意味する。

7 自立生活はリハビリテーションに固有の概念である。

7 ☐ ×：社会思想の発達により生じた考え方でリハビリテーション固有のものではない。

8 ノーマライゼーションは障害者に関する概念である。

8 ☐ ○

9 リハビリテーションは経済的、教育的、職業的、社会的リハビリテーションの4つの分野に分けられる。

9 ☐ ×：経済的 → 医学的

10 循環器疾患はリハビリテーション医学の対象に含まれない。

10 ☐ ×：含まれる。

11 国際生活機能分類（ICF）は障害のマイナスの面だけを見ている。

11 ☐ ×：プラスの面も見ている。

12 国際生活機能分類（ICF）は障害者のみを対象としている。

12 ☐ ×：すべての人々を対象とする。

13 国際生活機能分類（ICF）の構成要素間の因果関係は両方向性である。

13 ☐ ○

14 「社会的不利」は国際生活機能分類（ICF）の構成要素の1つである。

14 ☐ ×：国際障害分類の「社会的不利」は国際生活機能分類の「参加制約」に相当する。

15 国際生活機能分類（ICF）には心身機能と身体構造、活動、参加といった用語がみられる。

15 ☐ ○

16 国際生活機能分類（ICF）では「背景因子」に「環境因子」と「個人因子」が設定されている。

16 ☐ ○

17 国際生活機能分類（ICF）では「事務職就職困難」は活動制限にあたる。

17 ☐ ×：活動制限 → 参加制約

18 国際生活機能分類（ICF）では「書字困難」は機能障害にあたる。

18 ☐ ×：機能障害 → 活動制限

19 リハビリテーションの流れは「評価 ⇒ 目標設定 ⇒ 治療プログラム ⇒ 治療 ⇒ 再評価」の流れで行う。

19 ☐ ○

20 リハビリテーションにおける評価会議は必要に応じ繰り返し開かれる。

20 ☐ ○

21 リハビリテーションにおいて最初に設定した目標は最後まで変更されない。

21 ☐ ×：必要に応じ変更される。

22 リハビリテーション医は患者の診察、診断や評価を行い、これらに基づいたリハビリの処方を行う。

22 ☐ ○

23 身体障害の中で最も数が多いのは視覚障害である。

23 ☐ ×：肢体不自由が最も多く、5割近くを占める。

24 近年、内部障害は減少傾向を示している。

24 ☐ ×：身体障害者の分類中で内部障害は増加率が最も高い（平成8年〜18年の10年間推移）。

25 ヒト免疫不全ウイルスによる免疫機能障害や肝臓機能障害は内部障害に含まれる。

25 ☐ ○

26 内部疾患には心疾患、糖尿病、肥満、脳卒中などがある。

26 ☐ ×：糖尿病（代謝性機能障害）、肥満、脳卒中は含まれない。

27 高次脳機能障害は身体障害者手帳の交付対象者である。

27 ☐ ×：高次脳機能障害は交付対象者でない（精神障害者保健福祉手帳）。

28 家族はリハビリテーションにおけるチームの一員に含まれない。

28 ☐ ×：患者やその家族もチームの一員である。

29 ホームヘルパーは医学的リハビリテーションにおけるチームの一員となる。

29 ☐ ×：ホームヘルパーは社会的リハビリテーションに含まれる。

2 ▶障害の評価

関節可動域測定

☐ 関節可動域測定は原則として、（他動運動）による測定値を用い（基本肢位）を 0°とし、（5°）きざみで記録する。

徒手筋力テスト（MMT）

☐ 徒手筋力テスト（MMT）は（弛緩性麻痺の評価）に用いられ、0〜5の（6）段階で評価する。

筋力（MMT）	機能段階	筋力増強法
0（Zero）	（筋収縮なし）	（他動運動）、（筋機能再教育）、（低周波刺激）
1（Trace）	（わずかな筋収縮はあるが関節は動かない）	（他動運動）、（筋機能再教育）、（筋電図フィードバック）
2（Poor）	（重力を除くと完全に運動できる）	（介助自動運動）
3（Fair）	（重力に抗して完全に運動できる）	（自動運動）
4（Good）	（若干の抵抗に打ち勝って完全に運動できる）	（抵抗自動運動）
5（Normal）	（強い抵抗に逆らって、完全に運動できる）	（抵抗自動運動）

運動発達の評価

☐ 乳幼児期は（神経系が未発達）であるため、年長児には見られない各種の反射が見られるが、神経系の発達が進むと各種の反射が（消退）し（随意）的支配へと移行する。
※正常な消失時期を経過しても各種反射が消失しない時は、神経系の異常が疑われる。

☐ （原始）反射は新生児期にみられ、月齢が進み神経系が発達すると（消退）する反射のことで（モロー反射）、（ガラント反射）、（ランドウ反射）などがある。

原始反射	正常な出現期間（月齢）	
モロー反射	（0〜4か月）	背臥位で後頭部を支え急に手を離すと、上肢の（伸展）・（外転）後、上肢の（内転）がみられる反射
ガラント反射	（0〜2か月）	乳児の背中や脊柱の側面をこすると、（刺激）側に体幹が側屈する反射

☐ 多くの原始反射は生後（6か月ごろ）までには統合されて消退する。

☐ 運動発達には、①（頭部から尾部へと発達）、②（中枢から末梢へと発達）、③（粗大運動から微細運動へと発達）の３つの発達原則がある。

☐ 個人差はあるが１歳頃までに（粗大な運動）が発達し、その後（微細運動）が発達する。

4か月	（首がすわる）
5か月	（寝返り）
1歳	（ひとり歩き）
1歳6か月	（上手に歩く階段をのぼる：降りは４〜５歳）
2歳	（走る）
3歳	（２秒程度の片足立ち）
5歳	（スキップ）

☐ 上肢の運動発達では、4か月で（物をつかみ）、6か月で（物の持ちかえ）、10〜12か月で（つまみ動作）、2歳〜2歳6か月で（手指分離運動）、2歳6か月〜3歳頃に（投動作）が可能となる。
※分離運動：個々の関節が独立し運動すること

運動失調

☐ ロンベルグ徴候を用い運動失調の鑑別をするが、（閉眼による視覚代償）がなくなると、身体のふらつきが（増悪）する場合はロンベルグ徴候（陽）性である。

☐ 小脳性運動失調では（体幹失調）、（四肢の協調運動障）、（酩酊歩行）などが特徴的である。
ロンベルグ徴候は（陰）性である。
※四肢の協調運動障害 ⇒ 指鼻試験陽性、反復拮抗運動障害など!!

失認と失行

☐ 失認とは、日常よく知っている物品を、（感覚器）を通して認知することができなくなる障害である。身体図式の認知障害、（視覚失認）、聴覚失認、（触覚失認）がある。

☐ 失行とは、運動麻痺、失調、不随意運動などの（運動障害）がなく、行うべき動作や行為が十分にわかっているのに関わらず、これを行うことができない状態である。

ADLの評価

☐ バーセル指数は、脳卒中を中心に用いられ、（食事）、（車椅子からベッドへの移動）、（整容）、（トイレ動作）、（入浴）、（平行歩行）、（階段昇降）、（更衣）、（排便）、（排尿）など「（できるADL）」を評価する。各項目０〜15点で点数化にし、計（100点）満点で評価する。

☐ 機能的自立度評価法（FIM）は、バーセル指数の項目に（コミュニケーション）と（社会的認知）を加え「（しているADL）」として評価する。18項目あり各項目１〜７点の（7）段階で評価し、合計126点満点である。

2 ▶障害の評価 Q&A

Question	Answer

Question

1 関節可動域測定は原則として、他動運動による測定値を用いて10°きざみで記録する。

2 関節可動域測定では基本肢位を90°とする。

3 関節可動域測定において自動運動で測定する場合は、その旨を明記する。

4 徒手筋力テスト（MMT）は0～5の6段階で評価される。

5 徒手筋力テストの「0（Z）」では、わずかな筋収縮はあるが関節は動かない。

6 徒手筋力テストの「2（P）」では重力に抗して完全に運動ができる。

7 徒手筋力テストの「3（F）」は重力を除くと完全に運動ができる強さである。

8 徒手筋力テストの「4（G）」では若干の抵抗に打ち勝ち完全に運動ができる。

9 筋力MMT2に対し筋力増強を目的に行う運動療法は自動運動が行われる。

10 筋力MMT4に対し筋力増強を目的に行う運動療法は筋機能再教育が行われる。

11 原始反射は月齢が進むと徐々に消退する。

12 通常、モロー反射が生後消失する時期は12か月である。

13 ガラント反射は原始反射ではない。

14 運動の発達は中枢から末梢、頭部から尾部へと発達し粗大運動から微細運動へと進む。

15 3～4か月で首がすわり寝返りは5～6か月で可能となる。

Answer

1 ☐ ×：10° → 5°

2 ☐ ×：基本肢位を0°とする。

3 ☐ ○

4 ☐ ○

5 ☐ ×：MMT0では筋収縮はない。

6 ☐ ×：MMT2では重力を除くと完全に運動ができる。

7 ☐ ×：MMT3では重力に抗して完全に運動ができる強さである。

8 ☐ ○

9 ☐ ×：MMT2では重力に抗せないので介助自動運動を行う。

10 ☐ ×：MMT4に対しては抵抗自動運動が行われ、筋機能再教育はMMT0に対し行われる。

11 ☐ ○

12 ☐ ×：モロー反射は4か月頃消失

13 ☐ ×：ガラント反射は原始反射の1つ

14 ☐ ○

15 ☐ ○

16 6か月で「ひとり歩き」が可能である。

16 □ ×:「ひとり歩き」は12か月で可能となる。

17 階段の降り動作が可能になるのは2歳である。

17 □ ×:4〜5歳で可能

18 乳幼児の運動発達においてスキップは3歳頃からできるようになる。

18 □ ×:スキップは5歳

19 小児の上肢運動の発現時期において物を投げることができるようになるのは1歳6か月頃である。

19 □ ×:投動作は2歳6か月〜3歳頃

20 上肢の運動発達において、6か月で物の持ちかえができる。

20 □ ○

21 6か月でビー玉をつまむことが可能である。

21 □ ×:つまみ動作は10〜12か月で可能になる。

22 バーセル指数は「できるADL」を評価している。

22 □ ○

23 バーセル指数では書字動作やトイレ動作を評価する。

23 □ ×:書字動作は含まれない。

24 バーセル指数は各項目0〜10点で点数化している。

24 □ ×:各項目0〜15点で点数化

25 バーセル指数は100点満点で評価する。

25 □ ○

26 機能的自立度評価法（FIM）はバーセル指数の項目に「コミュニケーション」と「社会的認知」を加えている。

26 □ ○

27 機能的自立度評価法（FIM）は「できるADL」を評価している。

27 □ ×:FIMは「しているADL」を評価する。

28 機能的自立度評価法（FIM）には調理の項目や洗濯の項目が含まれる。

28 □ ×:これらの項目は含まれない。

29 機能的自立度評価法（FIM）は100点満点で評価する。

29 □ ×:FIMは126点満点で評価する。

30 視空間失認は特に右側での無視傾向が著しい。

30 □ ×:特に左側の無視傾向が著しい。

31 身体失認は自分自身の身体部位の認知ができない。

31 □ ○

32 失行とは運動障害のため行うべき動作や行為もわかっているのに、できない状態である。

32 □ ×:失行とは運動麻痺、失調、不随意運動などの運動障害がなく、しかも行うべき動作や行為もわかっているのに、できない状態である。

3 ▶リハビリテーション治療

理学療法

☐ 理学療法は（運動療法）と（物理療法）に大別される。

☐ 運動療法の目的は（活動に不必要な筋肉の弛緩）、（関節可動域の増大）、（筋力と筋持久力の増加）、（神経筋機能の改善と再教育）、（筋群相互の機能平衡の獲得）である。

☐ 心疾患、高血圧、糖尿病、腎不全、呼吸器疾患や肥満などの（内部疾患）に対しても運動療法が行われる。

☐ 関節可動域訓練は関節可動域の（維持）や（改善）を目的とし、徒手や牽引を用いた（他動）関節可動域運動や自身の筋力や体重を用いる（自動）関節可動域運動などが行われる。

☐ 関節可動域訓練において伸長は（15〜30）秒間の伸長を数回、弱い力で（愛護的）に行う。

☐ 関節可動域訓練において伸長の前に拘縮部位などに（温熱）を加えることは効果的である。

☐ （関節拘縮）は、関節包、靭帯、筋肉、皮膚などの軟部組織が原因で関節可動域の制限があるものである。

☐ （関節強直）は、関節の構成体である骨や軟骨に原因があり、関節可動域の制限があるものである。

☐ 物理療法の一般的禁忌には（急性炎症・外傷・出血）、（高度の血行障害）、（急性心不全）、（出血傾向）、（止血異常）、（感覚脱出）、（意識障害）、（瘢痕組織）がある。

☐ 温熱療法には、（ホットパック）や（パラフィン浴）、（赤外線）などの表面的なもの、（超短波）、（極超短波）、（超音波）などの深部的なものがある。
※（超音波）が最も深部組織への到達度が高い。

☐ パラフィン浴は（開放創）には禁忌である。

☐ 超短波や極超短波は（ペースメーカー）、（体内金属）、眼球に禁忌、超音波は（眼球）に禁忌である。

☐ マッサージの主な作用は（興奮作用）、（鎮静作用）、（反射作用）、（誘導作用）、（矯正作用）である。

☐ マッサージの効果は（組織血流量の増加）、リンパ流の増加、（疼痛緩和）、筋緊張の緩和、骨癒合に寄与する血流の改善や骨折に合併する軟部組織損傷の回復などがる。

☐ マッサージは（悪性腫瘍）、（開放創）、（深部静脈血栓）、（感染組織）には禁忌である。

作業療法

☐ 作業療法は関節の動き、筋力、協調性の増進、身体機能の回復、（日常生活動作の獲得や保持）、（精神的支持）、（就業前の作業能力の評価）、作業耐性向上、技能の維持、（対人関係の改善）、（不安定な感情の昇華）などが必要とされる場合に適応される。

☐ 脳卒中患者の食事動作訓練では（利き手交換訓練）も重要である。

☐ 片麻痺患者の更衣動作訓練では（患）側上肢を最初に衣服の袖に通し、次に（健）側上肢を通して着衣するよう訓練する。

上肢の装具

☐ 装具の目的は（変形の防止）、（変形の矯正）、（局所の固定）、体重の（支持・免荷）、（機能の使用・補助）である。

☐ 橈骨神経麻痺で使用される上肢装具は（コックアップスプリント）、（トーマス型懸垂装具）、（オッペンハイマー型装具）の３つである。

☐ 対立装具は（正中神経麻痺）に使用される。

☐ 把持装具は（ランチョ型）（エンゲン型）などがあり（握力低下）が高度の者に使う。

☐ 指用（ナックルベンダー）はDIP、PIPの（過伸展）の矯正に用いられる。

下肢の装具

☐ 短下肢装具は足関節背屈力の低下した（脳卒中片麻痺）や（腓骨神経麻痺）に使用される。

☐ 短下肢装具は（３点固定）の力学的原則が用いられ足部・（足関節）部、（下肢近位）部にストラップがある。

☐ 痙性の軽度な片麻痺や弛緩性麻痺による（下垂足）には（足背屈補助）としてプラスチック製短下肢装具が普及している。

☐ 長下肢装具は（大腿部）～（足底）までを支持し、膝関節や足関節をコントロールする。

☐ PTB式短下肢装具は膝蓋靭帯で体重を支持して下腿以下の免荷を図るもので（整形外科手術後）や（足部変形）、末梢循環障害に適応される。

体幹の装具

☐ 頸椎カラーは（頸椎捻挫）などで頸部の安静を保つために用いられる。

☐ フィラデルフィア・カラーは（頸屈伸）方向の制限に優れる。

☐ ハローベストは（体幹ベスト）と（頭蓋骨）が直達固定されたもので、（頸椎骨折や脱臼）の術前、術後に処方される。

□ ハロー骨盤装置は頚椎固定や（麻痺性側弯症）、体幹保持障害に用いられる。

□ テイラー型装具は骨粗鬆症による（胸腰椎圧迫骨折）に処方される。

□ スタインドラー型装具は脊椎カリエスなど（長期固定）に処方される。

□ 3点固定過伸展装具「ジュウェット型装具」は（胸椎圧迫骨折）に処方される。

□ ウィリアムズ型装具は（腰椎分離症）や（腰部脊柱管狭窄症）に処方される。

□ 軟性腰仙椎装具は（腹圧）を高め、体幹の支持性を高め（脊柱）への免荷を行う。

□ 運動制限を目的にした体幹装具は長期着用で（筋力低下）を招く。

移動補助具

□ つえは単脚の（棒状）つえと（多脚）つえに分けられ、体重の（1/4）から（1/2）の荷重を把持部で支える。

□ グリップの位置は床面から（茎状突起）・（大転子）の高さに調整する。

□ つえは原則として、患側下肢と（反対）の手で持ち、接地時に肘が（30°）屈曲となる長さが最も効率的である。

□ 松葉づえの長さは身長の（3/4）程度で、握りは肘が（30°）屈曲の位置とする。

□ （ロフストランド）つえは前腕部に前腕支えがあり、握りで荷重を支持する3点支持つえである。

□ （カナディアン）つえは松葉づえの脇当て部の代わりに上腕支えで荷重を支持する3点固定つえである。

□ （歩行器）は脚の先端部に車輪がなく、ゴム製の滑り止めがついたものであり、（歩行車）は車輪のついたものである。

自助具と介助機器

□ 食事用自助具はフォークやスプーンを（ホルダー式）、（差し込み式）、（指掛け式）に改良して使用する。

□ 更衣用自助具では、（ボタンエイド）や（ソックスエイド）が利用される。

□ 体幹の移動や下肢機能の障害のある人はズボンの着脱に（リーチャー）を使用することが有用である。

□ （リフター）は介助機器の1つで長期臥床者や片麻痺、対麻痺の患者に対し、車いすの移し換えや風呂・トイレへの移動を容易にする。

3 ▶リハビリテーション治療 Q&A

Question	Answer

1 内部疾患に対して運動療法を行うことはない。

1 ☐ ×：内部疾患に対しても行う。

2 運動療法の目的には神経筋機能の再教育が含まれる。

2 ☐ ○

3 関節可動域訓練において、伸長は1秒程度で行う。

3 ☐ ×：伸長は15〜30秒間

4 関節可動域訓練は弱い力で愛護的に行う。

4 ☐ ○

5 関節可動域訓練の前に冷却を行うことは効果的である。

5 ☐ ×：冷却 → 温熱

6 関節強直は関節の構成体である骨や軟骨に原因があるものである。

6 ☐ ○

7 皮膚は関節可動域制限の原因にならない。

7 ☐ ×：皮膚に瘢痕や癒着が起こると皮膚の移動性が低下し関節運動は制限される。

8 パラフィン浴や赤外線による温熱療法は、深部的な温熱療法である。

8 ☐ ×：パラフィン浴や赤外線は表面的なものである。

9 超短波、極超短波、超音波による温熱療法の中では超音波によるものが最も深部組織への到達度が高い。

9 ☐ ○

10 パラフィン浴は開放創には禁忌である。

10 ☐ ○

11 超音波は体内金属には禁忌である。

11 ☐ ×：超音波の特異的禁忌は眼球への照射であり、金属は特異的禁忌ではない。

12 紫外線は眼球には禁忌である。

12 ☐ ○

13 極超短波や超短波はペースメーカーには禁忌である。

13 ☐ ○

14 マッサージの作用に興奮作用、鎮静作用、麻痺回復作用、反射作用などがある。

14 ☐ ×：麻痺の回復には直接は作用しない。

15 悪性腫瘍や感染組織に対しマッサージを行う。

15 ☐ ×：マッサージは悪性腫瘍、開放創、深部静脈血栓、感染組織には禁忌

16 フレンケル体操は腰痛体操である。

16 □ ×：フレンケル体操は失調の改善を目的とし、腰痛体操はウィリアムズ体操である。

17 日常生活動作の獲得や保持に作業療法が適用される。

17 □ ○

18 患者の精神的支持に作業療法は適用されない。

18 □ ×：精神的支持や就業前の作業能力の評価、不安定な感情の昇華などに対しても作業療法が適用されることがある。

19 片麻痺患者の更衣動作訓練では健側上肢を最初に衣服の袖に通す。

19 □ ×：健側 → 患側

20 装具は麻痺の回復を目的とする。

20 □ ×：装具の目的は変形の防止や機能の補助等で、麻痺の回復には直接には影響しない。

21 装具は変形の矯正や局所の固定、支持を目的とする。

21 □ ○

22 トーマス型懸垂装具は尺骨神経麻痺に適用される。

22 □ ×：尺骨神経麻痺 → 橈骨神経麻痺

23 オッペンハイマー型装具は橈骨神経麻痺で使用される。

23 □ ○

24 ナックルベンダーはMP伸展補助装具のことである。

24 □ ×：MP伸展補助装具 → MP屈曲補助装具

25 対立装具は正中神経麻痺に用いられる。

25 □ ○

26 頸椎カラーは頸椎術後などに使用される。

26 □ ×：頸椎カラーは運動機能制限が特にないため頸椎捻挫などで短期間使用される。

27 ハローベストは頸椎骨折や脱臼の術前、術後に処方される。

27 □ ○

28 ウィリアムズ型装具は腰椎分離症や腰部脊柱管狭窄症に処方される。

28 □ ○

29 体幹装具は腹腔内圧を高める役割は小さい。

29 □ ×：腹腔内圧を高める役割が大きく、脊柱への負担を減らす。

30 PTB式短下肢装具は変形性膝関節症に用いられる。

30 □ ×：変形性膝関節症 → 足部変形

31 つえは原則として患側下肢と同側に持つ。

31 □ ×：同側 → 反対側

32 松葉づえの長さは身長の3/4程度で、握りは肘が30°屈曲の位置とする。

32 □ ○

33 カナディアンつえには前腕支えがある。

33 □ ×：前腕支え → 上腕支え

34 歩行器は脚の先端部に車輪がつく。

34 □ ×：車輪はなく、ゴム製の滑り止めがつく。

MEMO

4 ▶運動学

運動学総論

☐ 運動学は、運動に関する身体の（構造）と（機能）の関係を理解し、（運動障害）の分析方法を学ぶ学問である。

☐ 基本姿勢には、（基本的立位）姿勢と（解剖学的立位）姿勢がある。

☐ 解剖学的立位姿勢は、基本的立位姿勢から前腕を（回外位）した姿勢をいう。

☐ 空間における運動は関節を中心とした体節の回転運動であり、その回転中心を（運動軸）という。

☐ 運動の面は（矢状面）、（前頭面）、（水平面）である。

☐ 運動の軸である（垂直軸）、（水平矢状軸）、（水平前頭軸）は運動の面に対して常に直角の関係 にある。

☐ 屈曲と伸展は、（矢状面）・（水平前頭軸）の動きである。

☐ 外転と内転は、（前頭面）・（水平矢状軸）の動きである。

☐ 外旋と内旋は、（水平面）・（垂直軸）の動きである。

☐ 運動はその通過した軌跡により（角運動）と（線運動）に分類される。

☐ 関節の回転、回旋、円運動は（角）運動で、歩行移動のように点から点に並進する運動は（線運動）である。

☐ 身体運動に関与する力には、（重力）、（外部抵抗力）、（摩擦力）、（筋収縮により発揮される張力）がある。

☐ 方向をもたず、大きさだけで表される量を（スカラー量）、大きさと方向をもつ量を（ベクトル量）という。

スカラー量	（長さ）、（温度）、（質量）など
ベクトル量	（力）、（速度）、（加速度）、（運動量）など

姿勢と運動のコントロール

☐ 立位姿勢を後方から見て、（後頭隆起）、（椎骨棘突起）、（殿裂）、（両膝関節内側の中心）、（両内果間の中心）が身体の中央（正中線）を通過する垂直線上にある時、側方のバランスがよいという。

- ☐ 立位姿勢を側方から見て（乳様突起）、（肩峰）、（大転子）、膝関節前部（膝蓋骨後面）、（外果の前方5〜6cm）、が前頭面にあって、垂直である時、前後方向のバランスがよいという。

- ☐ 立位の支持基底は、両足底とその間の部分の合計面積で、支持基底の面積が（広）い程立位姿勢の安定性はよく、支持基底内の重心線の位置が（中心）に近い程安定性がよい。

- ☐ 重力に対抗して立位姿勢を保持する働きを（抗重力機構）といい、そこで働く筋群を（抗重力筋）という。

- ☐ 随意運動が起こるメカニズムは十分に解明されていないが、外界あるいは体内からの刺激により（大脳辺縁系）などが関与して運動の（意図・意欲）が生じ、次いで（大脳皮質連合野）、大脳基底核、小脳などが関与し（運動指令のプログラム）が作られ、このプログラムが（大脳運動野）に送られ錐体路、脊髄の前角のα運動神経を経て筋肉を動かし運動が（実行）されると考えられている。
  ※運動（指令）のプログラムとは運動の開始、遂行、停止に至る一連の指令のこと。

- ☐ 反射運動は単純な刺激で起こり、（定型的）で単純な応答パターンをとり、応答に（意志）を必要としない。しかし、意志の影響は受ける。
  ※脳や脊髄を中枢にもつ様々な反射が運動に関与する。

- ☐ 反射を起こす経路を（反射弓）といい、（受容器）、（求心路）、（反射中枢）、（遠心路）、（効果器）で構成される。

- ☐ 反射の求心路は（受容器）からのインパルスを（反射中枢）に伝える。

- ☐ 反射の遠心路は（反射中枢）からのインパルスを（効果器）に伝える。

- ☐ 歩行時の腕振りのように、随意運動を行う際の身体他部に生じる、不随意的な運動を（連合運動）という。

四肢と体幹の運動

- ☐ 肩甲骨は胸郭上の（第2〜第7肋骨間）に位置し、前頭面と約（30）°、鎖骨と約（60）°の角度をなしている。

- ☐ 肩甲骨（特に内側縁）が胸郭より浮いたものを（翼状肩甲）といい、（前鋸筋）の筋力低下や麻痺によって起こる。

- ☐ 肩関節の分回し運動は（屈曲）、（伸展）、（内転）、（外転）の複合運動である。

- ☐ 上腕と肩甲骨が（2）：（1）の比率で外転運動することを（肩甲上腕リズム）という。

- ☐ 肩関節外転120°で上腕骨大結節と肩甲骨肩峰が接触するため、外転90°以上で上腕骨は（外旋）を伴う。

- ☐ 肘関節の運動範囲（自動運動域）は屈曲（145）°、伸展（5）°、前腕回内外（90）°である。

- ☐ 肘角は上腕軸と前腕軸のなす角であり（運搬角）ともいい、生理的（外）反となる。

☐ 膝関節の運動範囲は伸展が約（0）°、屈曲が約（135）°であり、靭帯の緊張のない膝関節屈曲時に内旋は（10）°、外旋は（20）°である。

☐ 膝関節は（屈伸）運動と（回旋）運動を行う（らせん関節）である。

☐ 膝関節の屈伸運動は、（ころがり）運動と（すべり）運動の複合運動に回旋を含む運動で、屈曲初期（20°以内）は（ころがり）運動で、徐々に（すべり）運動の要素が加わり、最終的には（すべり）運動だけになる。

☐ 膝関節の終末強制回旋運動（screw home movement）とは、完全伸展になる直前に（外旋）、完全伸展からの屈曲初期に（内旋）が起こる不随意的運動である。

歩行

☐ 正常歩行は（基本的立位）姿勢から開始される。

☐ 1歩とは（一側）の踵が接地し、次に（対側）の踵が接地するまでの動作のことである。

☐ 重複歩とは（一側）の踵が接地して、次に（同じ側）の踵が接地するまでの動作のことである。

☐ 歩行率（ケイデンス）とは単位時間あたりの（歩教）のことで、通常は（歩数）/分で示される。

☐ 歩行周期は（立脚）相と（遊脚）相に分け、（立脚）相は足が接地している期間、（遊脚）相は離地している期間のことである。

☐ 立脚相で足底が地面に着いている時、足底が床を圧する力と同等の力が地面から反力として作用する。これを（床反力）という。

☐ 重心の位置は（立脚中期）で最高、踵接地期または同時定着時期に最低となり、（立脚中期）でもっとも側方に、踵接地期または同時定着時期に中央となる。

☐ 股関節は1歩行周期に伸展と屈曲を各（1）回行う。

☐ 膝関節は1歩行周期に（2）回の屈曲と伸展を行う。

☐ 足関節は1歩行周期に（2）回の屈曲と伸展を行う。

MEMO

4 ▶運動学 Q&A

Question	Answer
1 人間の運動行動は運動、動作、行為の3側面から分析される。	**1** ☐ ○
2 解剖学的立位姿勢は、基本的立位姿勢で前腕のみ回内位にした姿勢である。	**2** ☐ ×：回内位 → 回外位
3 身体の運動の面は矢状面、前頭面、水平面である。	**3** ☐ ○
4 頭部を回旋させた時の運動軸は水平前頭軸である。	**4** ☐ ×：水平前頭軸 → 垂直軸
5 肩関節において、屈曲・伸展運動は垂直軸での運動である。	**5** ☐ ×：垂直軸 → 水平前頭軸
6 身体運動の多くは関節を運動軸とする体節の線運動からなる。	**6** ☐ ×：線運動 → 角運動
7 物理学で扱う量のうち、方向をもたないで大きさだけで表される量をベクトル量という。	**7** ☐ ×：ベクトル量 → スカラー量
8 速度や力積はスカラー量である。	**8** ☐ ×：スカラー量 → ベクトル量
9 立位の支持基底は両足底とその間の部分の合計面積である。	**9** ☐ ○
10 支持基底の面積が狭い程、立位姿勢の安定性はよい。	**10** ☐ ×：広い程よい。
11 支持基底内の重心線の位置が中心に近い程安定性がよい。	**11** ☐ ○
12 随意運動の情報伝達の流れは「大脳辺縁系 → 大脳運動野 → 大脳連合野 → 脊髄」の順である。	**12** ☐ ×：大脳辺縁系 → 大脳連合野 → 大脳運動野 → 脊髄の順
13 反射は意識に影響を受けることはない。	**13** ☐ ×：反射は意識に影響を受ける。
14 反射運動は単純な刺激で起こり、定型的な応答パターンをとる。	**14** ☐ ○
15 反射弓の求心路は反射中枢からの神経インパルスを効果器に伝える。	**15** ☐ ×：求心路は感覚器のインパルスを反射中枢に伝える。
16 反射弓において筋は効果器に相当する。	**16** ☐ ○

17 脊髄反射は姿勢制御には関与しない。	**17** □ ×：関与する。
18 一般に肩甲骨は第5〜第11肋骨の高さに位置する。	**18** □ ×：第2〜第7肋骨間に位置する。
19 肩甲骨は前頭面と約30°の角度をなす。	**19** □ ○
20 鎖骨下筋の麻痺や筋力低下によって翼状肩甲が生じる。	**20** □ ×：前鋸筋の筋力低下や麻痺によって起こる。
21 肩関節の分回し運動とは屈曲、伸展、内旋、外旋の複合運動のことをいう。	**21** □ ×：内旋、外旋 → 内転、外転
22 肩関節の外転90°以上で上腕骨は内旋を伴う。	**22** □ ×：上腕骨の外旋を伴う。
23 上腕と肩甲骨が2：1の比率で外転運動することを肩甲上腕リズムという。	**23** □ ○
24 股関節の内旋・外旋はともに、30°の可動域がある。	**24** □ ×：30° → 45°
25 膝関節は屈伸運動と回旋運動を行う、らせん関節である。	**25** □ ○
26 正常歩行は基本的立位姿勢から開始される。	**26** □ ○
27 重複歩とは一側の踵が接地し、次に対側の踵が接地するまでの動作のことである。	**27** □ ×：重複歩 → 1歩
28 歩行率（ケイデンス）とは単位時間あたりの歩いた距離のことである。	**28** □ ×：距離ではなく、歩数のこと
29 歩行周期のうち立脚相は足が離地している期間のことである。	**29** □ ×：接地している期間
30 重心の位置は立脚中期で最高、踵接地期または同時定着時期に最低となる。	**30** □ ○
31 股関節は1歩行周期に伸展と屈曲を各2回行う。	**31** □ ×：2回 → 1回
32 膝関節は1歩行周期に3回の屈曲と伸展を行う。	**32** □ ×：3回 → 2回
33 足関節は1歩行周期に2回の屈曲と伸展を行う。	**33** □ ○

5 ▶脳卒中のリハビリテーション

脳卒中による障害と評価

☐ 脳卒中（脳血管障害）には（脳出血）、（くも膜下出血）、（脳梗塞）などがある。

☐ 脳卒中でみられる運動障害には、（片麻痺）、（痙縮）、（失調）などがある。

☐ 脳卒中では最初は（弛緩性）麻痺を示すが、次第に（痙性）麻痺に移行し、反射（亢進）、筋緊張（亢進）を生じる。

☐ 脳卒中では一般に感覚障害は（軽度）であるが、麻痺側上肢の（痛み）がみられることが多く、（肩手）症候群といわれる。

☐ 脳卒中による高次機能障害には（失語）や（失行）、（半側空間無視）、（記憶）障害、（遂行機能）障害、（知能）障害などがある。

☐ 脳卒中による失語症は、通常、（左大脳半球）の障害で生じる。

☐ 脳卒中による半側空間無視は左・右半球いずれの損傷によっても生じるが、（右半球）損傷に伴う（左）半側空間無視として残存することが多い。

☐ 脳卒中では、麻痺側の視野欠損［＝（同名半盲）］や（眼振）、複視、（下方）視などの眼球運動障害がみられる。

☐ 球麻痺は（脳幹）部の障害により、仮性球麻痺は（両側大脳半球）の障害により生じ、（嚥下）障害、（構音）障害などがみられる。

☐ 脳卒中では、排尿に関する中枢の障害により（排尿）障害がみられる。

☐ 脳卒中でよくみられる合併症には、関節（拘縮）、（骨粗鬆症）、（骨折）、（肩手）症候群、（褥瘡）などがある。

☐ 関節拘縮は麻痺側の（肩）、（手指）、（足）部に多く、上肢は（屈曲）位、足部は（尖）足や足指（屈曲）位をとることが多い。

☐ 骨折は（転倒）により起こり、麻痺側の（股関節）によくみられる。

☐ 脳血管障害による片麻痺では、棘上筋と三角筋の麻痺により肩関節の（亜脱臼）を起こすことがある。

☐ 複合性局所疼痛症候群（CRPS）は、脳血管障害発症後2〜3か月で片麻痺（上肢）に生じる反射性（交感神経）性ジストロフィー（RSD）であり、（肩手症候群）とも呼ばれる。

☐ 肩手症候群では、肩の（疼痛）や（可動域）制限、手背や手指の（腫脹）や疼痛、熱感、皮膚の（発赤）などがみられ、肩や手指の（拘縮）をきたしやすい。

- □ 大脳半球障害では（対側）の片麻痺が出現するが、急性期には全ての（随意）運動および（腱反射）が消失し、（筋緊張）の低下がみられる。その後、（連合反応）が出現し、（共同運動）が出現する。

- □ 連合反応は非麻痺側の強い（筋収縮）により麻痺側のほぼ（同じ）部位に筋収縮が生じるもので、共同運動は一定の（パターン）に従った運動しかできない状態である。

- □ 一般に上肢では（屈筋）共同運動、下肢では（伸筋）共同運動が強くみられる（右表参照）。

- □ 運動麻痺の評価には共同運動と分離運動の状態を評価する（ブルンストローム・ステージ）が用いられ、（上肢）、（手指）、（下肢）で評価を行う。

	屈筋共同運動	伸筋共同運動
肩甲帯	挙上、後退	前方突出
肩甲骨	屈曲、外転、外旋	伸展、内転、内旋
肘関節	屈曲	伸展
前腕	回外	回内
手関節	掌屈	背屈
手指	屈曲	伸展
股関節	屈曲、外転、外旋	伸展、内転、内旋
膝関節	屈曲	伸展
足関節	背屈、内反	底屈、内反
足指	伸展（背屈）	屈曲（底屈）

ステージ	上肢・手指・下肢
I	（随意）運動が全くない。筋肉は（弛緩）している状態。
II	（連合反応）の出現、（共同運動）またはその要素の最初の出現［（痙性）発現］。
III	（共同運動）またはその要素を（随意）的に起こしうる［痙性（著明）］。
IV	（痙縮）が減少し始め、基本的共同運動から（逸脱）した運動が出現。
V	（痙縮）が更に減少し、基本的共同運動から独立した運動が（ほぼ可能）。
VI	（分離運動）が自由に可能で、協調運動はほぼ（正常）にできる。痙縮は（消失）。

急性期リハビリテーション

- □ 筋緊張が少なく機能的に優れた肢位を（良肢位）といい、ベッドポジショニングでは上肢は手指軽度（屈曲）位、手関節軽度（背屈）位、下肢では股関節および膝関節軽度（屈曲）位にする。

- □ 肩関節は（内転）が強くなることが多いため（外転）位を保持し、仰臥位での屈曲拘縮を予防するため、股関節は（伸展）位、膝関節は軽度（屈曲〜伸展）を保持する。

- □ 関節拘縮や褥瘡、沈下性肺炎を予防するため、（体位変換）が必要である。

- □ 他動的関節可動域訓練は急性期から（ベットサイド）で行うことが望ましい。

回復期リハビリテーション

☐ 回復期の理学療法では、（床上移動）訓練や（移動・移乗）動作訓練、（立ち上がり）や（歩行）の訓練、（装具）を用いた訓練などが行われる。

☐ 歩行訓練は（平行棒内）訓練から始め、歩行が安定してくれば（T字杖）による歩行訓練を行う。（3動作）歩行から始め、次第に（2動作）歩行にする。

☐ 3動作歩行では（健）側で杖を握り、杖 →（患）側の足 →（健）側の足の順に前に出す。介護者は患者の（患）側に位置する。

☐ 2動作歩行では（健）側で杖を握り、杖と（患）側の足 →（健）側の足の順に前に出す。

☐ （長下肢）装具は実用的でなく、訓練が進むと（短下肢）装具を用いることが多い。

☐ 回復期の作業療法では、（ADL）訓練の他、痙縮抑制と手指拘縮予防のために麻痺手への（スプリント）装着を行う。

☐ ADL訓練では、（片手）動作訓練や（利き手）交換などが行われる。

☐ 脳卒中患者の（循環）系に関するリスク管理にはアンダーソン・土肥の基準が用いられる。

1. 訓練を行わないほうが良い場合
・安静時脈拍：（120）/分以上 ・安静時血圧：収縮期（200）mmHg以上または拡張期（120）mmHg以上 ・（労作性狭心症）や1ヶ月以内の（心筋梗塞）、明らかな（心不全）や著しい（不整脈）、訓練前からの（動悸）や（息切れ）
2. 途中で訓練を中止する場合
・脈拍が（140）/分を超えた時 ・血圧が収縮期（40）mmHg以上または拡張期（20）mmHg以上、上昇した時 ・期外収縮（1分間に10以上）、（頻脈）性不整脈、徐脈、（呼吸）困難（中等度）、めまい、嘔気、（狭心）痛が出現した時
3. 訓練を一時中止し、回復を待って再開する場合
・脈拍が運動前の（30）％、または（120）/分を超えた時 ・期外収縮（1分間に10以下）、軽い（動悸）や（息切れ）の出現

☐ 訓練中の事故には、転倒による（打撲）や（骨折）があり、（平衡）反応障害や（空間認知）障害があると起こりやすい。

維持期リハビリテーション

☐ 発症後6か月までは（集中的）な訓練が必要であるが、その後も（下肢筋力）増強訓練や（歩行）訓練を継続することで、麻痺の（回復）が期待される。

☐ （歩行）は80～90％の症例で可能となり、（ADL）は60％程度自立するといわれるが、（上肢）麻痺が実用的に回復するのは20％に過ぎない。

5 ▶ 脳卒中のリハビリテーション Q&A

Question	Answer
1 脳卒中では片麻痺がみられることが多い。	**1** □ ○
2 脳卒中発症直後は痙性麻痺を示す。	**2** □ × :痙性麻痺 → 弛緩性麻痺
3 小脳出血では失調がみられる。	**3** □ ○
4 脳卒中の左大脳半球損傷では球麻痺症状がみられる。	**4** □ × :球麻痺は延髄の運動核の障害でみられる。
5 脳卒中の左大脳半球損傷では失語症がみられる。	**5** □ ○
6 脳卒中の左大脳半球損傷では左片麻痺がみられる。	**6** □ × :左片麻痺 → 右片麻痺
7 脳卒中の左大脳半球損傷では左半側空間無視がみられる。	**7** □ × :左大脳半球 → 右大脳半球
8 肩手症候群では手指末端の壊死がみられる。	**8** □ × :みられない。肩の有痛性運動制限と手の腫脹がみられる。
9 肩手症候群では肩関節亜脱臼がみられる。	**9** □ × :みられない。上記参照。
10 肩手症候群では手掌のしびれがみられる。	**10** □ × :みられない。上記参照。
11 肩手症候群では手背の腫脹がみられる。	**11** □ ○
12 上肢の屈筋共同運動では肩甲帯は下制する。	**12** □ × :下制 → 挙上、後退
13 上肢の屈筋共同運動では肩関節は内旋する。	**13** □ × :内旋 → 屈曲、外転、外旋
14 上肢の屈筋共同運動では肘関節は屈曲する。	**14** □ ○
15 上肢の屈筋共同運動では前腕は回内する。	**15** □ × :回内 → 回外
16 「共同運動がわずかに出現し、痙性が出始める」のは下肢のブルンストローム・ステージのステージⅢに相当する。	**16** □ × :ステージⅢ → ステージⅡ
17 脳卒中急性期における良肢位は肩関節外転位である。	**17** □ ○

160

18 脳卒中急性期における手関節の良肢位は掌屈である。

18 □ ×：掌屈 → 軽度背屈位

19 脳卒中急性期における良肢位では足関節は底屈位である。

19 □ ×：底屈位 → 中間位

20 脳卒中急性期における良肢位は手指伸展位である。

20 □ ×：伸展位 → 軽度屈曲位

21 長期臥床では肩関節屈曲拘縮が起こりやすい。

21 □ ×：屈曲 → 内旋位、内転位

22 長期臥床では股関節屈曲拘縮が起こりやすい。

22 □ ○

23 長期臥床では膝関節屈曲拘縮が起こりやすい。

23 □ ○

24 長期臥床では足関節屈曲拘縮が起こりやすい。

24 □ ○

25 脳梗塞では、安静時心拍数90/分の場合、運動負荷禁忌である。

25 □ ×：40/分以下または120/分以上で禁忌となる。

26 脳梗塞では、収縮期血圧が150 mmHgの場合、運動負荷禁忌となる。

26 □ ×：70 mmHg以下または200 mmHg以上で禁忌となる。

27 脳梗塞では、拡張期血圧120 mmHgの場合、運動負荷禁忌となる。

27 □ ○

28 脳梗塞では、上室性期外収縮がある場合、運動負荷禁忌である。

28 □ ×：禁忌とはならない。

29 脳卒中のリハビリテーション中に起こる骨折は健側下肢が多い。

29 □ ×：健側 → 患側

30 脳卒中のリハビリテーション中の骨折は抗血栓薬の内服で起こりやすい。

30 □ ×：関係ない。

31 脳卒中のリハビリテーション中の骨折は半側空間無視があると起こりやすい。

31 □ ○

32 脳卒中で失語症の合併があると、リハビリテーション中に骨折が起こりやすい。

32 □ ×：関係ない。

33 脳卒中片麻痺患者に対して歩行訓練開始時に歩行器を使用させる。

33 □ ×：平行棒歩行から開始することが多い。

34 脳卒中片麻痺患者で感覚障害が強い場合はプラスチック製短下肢装具を使用させる。

34 □ ×：短下肢装具は内反尖足がある場合に用いる。

35 脳卒中片麻痺患者に対する見守り歩行では、介助者は患者の健側に位置する。

35 □ ×：健側 → 患側

36 脳卒中片麻痺患者の動作歩行では、杖をついた後は患側下肢を前に出させる。

36 □ ○：3動作歩行

37 脳卒中のリハビリテーションでは、ICIDHで定義された能力低下に対し、関節可動域訓練を行う。

37 □ ×：能力低下 → 機能障害

38 脳卒中のリハビリテーションでは、ICIDHで定義された能力低下に対し、麻痺側促通訓練を行う。

38 □ ×：能力低下 → 機能障害

39 脳卒中のリハビリテーションでは、ICIDHで定義された能力低下に対し、利き手変換訓練を行う。

39 □ ○

40 脳卒中のリハビリテーションでは、ICIDHで定義された能力低下に対し、持久性訓練を行う。

40 □ ×：能力低下 → 機能障害

41 脳卒中片麻痺患者の患側の可動域訓練では素早く関節を動かす。

41 □ ×：すばやく → ゆっくり

42 脳卒中片麻痺患者の麻痺側の肩関節亜脱臼は徒手的整復を行う。

42 □ ×：筋力低下による亜脱臼のため三角巾固定を行う。

43 脳卒中片麻痺患者の杖の高さは床から臍部の高さまでとする。

43 □ ×：肘を30°曲げた状態で床から計測する（握りは大転子の高さ）。

44 脳卒中片麻痺患者の利き手が完全麻痺の場合は利き手交換訓練を行う。

44 □ ○

45 脳卒中片麻痺患者には免荷装具が用いられる。

45 □ ×：免荷装具 → 短下肢装具
下垂足に対して用いられる。

MEMO

6 ▶脊髄損傷のリハビリテーション

脊髄損傷による障害と評価

☐ 脊髄損傷の原因では（外傷）性のものが圧倒的に多いが、（腫瘍）や（血行）障害など非外傷性のものもある。

☐ 近年、（加齢）による頚椎変形が原因となり、わずかな刺激で誘発される（非骨傷性）頚椎損傷が増加している。

☐ 脊髄損傷は（第5-6頚椎）および（胸腰椎移行部）に好発する。

☐ 両下肢の麻痺（＝対麻痺）は（胸髄）レベル以下の損傷で生じ、四肢麻痺は（頚髄）レベルの損傷で生じる。

☐ 脊髄損傷では（運動）麻痺や（感覚）障害、（排尿）障害、（排便）障害、（自律）神経障害、（呼吸）障害、性機能障害、心理的問題などがみられる。

☐ 脊髄損傷では、運動神経麻痺により四肢の（随意）運動や（体幹）の姿勢保持に障害を生じ、筋（萎縮）や関節（拘縮）も生じやすい。

☐ 受傷直後の脊髄ショック期には（弛緩性）麻痺となり、その後（痙性）麻痺へと変化していく。

☐ 脊髄損傷では、感覚神経麻痺により感覚（脱失）・（鈍麻）、不快な（異常）感覚などがみられる。

☐ 脊髄ショック期には膀胱が弛緩し、（尿閉）を生じるため、（持続留置カテーテル）を必要とするが、感染を起こしやすいため早期に（間欠）導尿へ移行する。

☐ 脊髄ショック期には（腸運動）が低下し（便秘）傾向になるが、（麻痺性イレウス）になる例は少ない。

☐ 脊髄損傷における自律神経障害は脊髄（血管運動）中枢が機能しないことで生じ、（起立性低血圧）、（体温調節）障害、（発汗障害）、自律神経（過反射）などがみられる。

☐ 起立性低血圧は（頚髄）損傷者に起こりやすく、早期から（座位）、（傾斜台）訓練を行う。

☐ （頚髄）損傷では急性期から亜急性期にかけて最高血圧が90mmHg、最低血圧が60mmHg程度の低血圧となることが多い。

☐ 頚髄～高位胸髄損傷では、（発汗）障害のために体温が体内に蓄積し、（うつ熱）状態を起こしやすい。

☐ 自律神経過反射は（頚髄）損傷や（T6）以上の胸髄損傷が原因となり、異常な（発汗）や頭痛、血圧（上昇）、（徐脈）、顔面（紅潮）などがみられる。

☐ 自律神経過反射は（膀胱の充満）による刺激が引き金となることが多い。

□ 呼吸障害は（横隔）神経（C3-5）と（肋間）神経の麻痺で生じる。

□ C1/2障害では終生の（人工呼吸器）使用が必要となり、C4障害では（横隔膜）呼吸は維持されるが（拘束）性呼吸障害を示す。

□ 中心性脊髄損傷は（加齢）による頸椎変形が原因となり、主に（過伸展）機序が働いて発生する（非骨傷）性の頸髄（中心）部の損傷である。（解離性感覚）障害を特徴とし、障害は（下肢）より（上肢）に強くみられやすい。

□ 脊髄の半側損傷では損傷側の（運動）と（位置）覚および反対側の（温痛）覚が障害され、（ブラウン・セカール）症候群と呼ばれる。

□ 脊髄損傷の合併症には（肺炎）、（褥瘡）、（深部静脈血栓）症、（肺塞栓）症、（異所）性骨化、（尿路）障害、（痙縮）、脊髄（空洞症）などがある。

□ 脊髄損傷のレベルによって残存する（運動）機能と（ADL）が決まる（下記参照）。

損傷	残存する運動機能	ADL
C1-C3	表情、（舌）の運動、 （頭部）の前屈・回転	基本的に（全介助）、（電動）車いす、 （人工呼吸器）が必要
C4	（呼吸）、（肩甲骨）挙上	基本的に（全介助）、（電動）車いす、 （会話）が可能
C5	（肩）関節屈曲・外転・伸展 （肘）関節屈曲・回外	（大部分）介助、車いす駆動（可能）、 自助具による（食事）が可能
C6	（肩）関節内転、（肘）関節屈曲・回内、 （手）関節背屈（伸展）	（中等度〜一部）介助、 （書字）や（自動車運転）が可能
C7	（肘）関節伸展、（手）関節掌屈（屈曲）、 （指）の伸展	（一部）介助〜ほぼ（自立）（自助具利用） （プッシュアップ）
C8-T1	（指）の屈曲、手の（巧緻）運動	（ADL自立）
T7-T12	（骨盤帯）挙上、（体幹）の屈曲	（長下肢）装具と（松葉杖）で歩行可能（実用性小）
L4	（足）関節背屈（伸展）	（短下肢）装具と（一本杖）で実用歩行可能

急性期リハビリテーション

☐ 残存筋力に応じて（関節拘縮）を生じるため、この反対方向への（ストレッチ）を行い、（良肢位）を保持し、必要があれば（スプリント）を使用する。

残存機能	拘縮肢位
C4	肩甲帯（挙上）・（内転）
C5	肩（外転）、肘（屈曲）
C6	肘（屈曲）、前腕（回外）、手（背屈）、手指（屈曲）
C7	手指（伸展）

☐ 褥瘡の予防には2時間ごとの（体位変換）を行う。

☐ 筋力強化訓練として、上肢の（自動介助）運動や（徒手抵抗）運動を行う。

☐ 肺理学療法として、（排痰）訓練や（胸郭）可動域の維持、（呼吸筋）の強化などが行われる。

☐ ADL支援として、（ナースコール）のセッティングや（食事）介助、（自助具）作製などを行う。

回復期リハビリテーション

☐ 理学療法として（残存機能）の有効利用、（マット）訓練、（起立）訓練、（移動）動作訓練などを行う。

☐ （プッシュアップ）訓練は移乗時に最も重要な動作であり、（褥瘡）予防にも効果的である。（C7）レベル以下では問題は少ないが、（C6）レベルでは、肩外旋・前腕回外位で肘をロックさせて行う。

☐ 完全対麻痺患者は（装具使用）で歩行可能であるが、（実用性）には乏しい。

☐ 第5頸髄損傷までは（電動車いす）が必要であるが、第6頸髄損傷では（自動車の運転）が可能である

☐ 作業療法として（ADL）訓練や（心理）面へのアプローチを行う。

☐ 脊髄損傷者の社会復帰には、（家屋）の改造や（就職・就学）の支援、定期（検診）などが必要である。

6 ▶脊髄損傷のリハビリテーション Q&A

Question	Answer

1 非骨傷性頸椎損傷は若年者に多い。

1 ☐ ×：若年者 → 高齢者

2 脊髄損傷直後では痙性麻痺となる。

2 ☐ ×：痙性麻痺 → 弛緩性麻痺

3 頸髄損傷では四肢麻痺となる。

3 ☐ ○

4 胸髄レベルの脊髄損傷完全麻痺では横隔膜麻痺がみられる。

4 ☐ ×：横隔膜は第5頸髄神経支配であるため、C5以上の損傷でみられる。

5 胸髄レベルの脊髄損傷完全麻痺では排便障害がみられる。

5 ☐ ○

6 胸髄レベルの脊髄損傷完全麻痺では下肢の筋緊張が低下する。

6 ☐ ×：低下 → 亢進

7 胸髄レベルの脊髄損傷完全麻痺では、電動車いすが必要になる。

7 ☐ ×：上肢の運動は可能なので、車いすでの自走が可能である。

8 頸髄損傷では関節異所性骨化がみられる。

8 ☐ ○

9 頸髄損傷では起立性低血圧がみられる。

9 ☐ ○

10 頸髄損傷では観念運動失行がみられる。

10 ☐ ×：大脳皮質の障害で出現する。

11 頸髄損傷では体温調節障害がみられる。

11 ☐ ○

12 腰髄損傷患者では自律神経過反射がみられる。

12 ☐ ×：第5胸髄損傷以上でみられる。

13 脊髄損傷における自律神経過反射として起立性低血圧がみられる。

13 ☐ ×：血圧は上昇する。

14 脊髄損傷による自律神経過反射は尿の膀胱内貯留が原因となる。

14 ☐ ○

15 脊髄損傷による自律神経過反射では、損傷部位以下の反射が消失する。

15 ☐ ×：自律神経過反射とは関係がない。

16 第6頸髄節残存の頸髄損傷患者はプッシュアップを用いた座位移動が可能である。

16 ☐ ×：第7頸髄節残存が必要である。

17 第6頸髄節残存の頸髄損傷患者は両松葉杖使用での大ぶり歩行が可能である。

17 ☐ ×：胸髄節残存が必要である（Th11、12くらい）。

18 第6頸髄節残存の頸髄損傷患者は機能的把持装具を用いたつまみ動作が可能である。

18 □ ○：手背屈が可能であるため。

19 第6頸髄節残存の頸髄損傷患者はスプリングバランサーを用いた食事動作が可能である。

19 □ ×：第5頸髄節残存で可能。

20 脊髄損傷による完全対麻痺患者は電動車いすによる屋外移動が可能である。

20 □ ×

21 脊髄損傷による完全対麻痺患者は下肢装具での実用歩行が可能である。

21 □ ×：下肢装具での実用歩行は難しい。

22 脊髄損傷による完全対麻痺患者に対する社会復帰支援として自動車運転免許の取得がある。

22 □ ○

23 脊髄損傷による完全対麻痺患者に対する社会復帰支援として、入浴サービスの手配がある。

23 □ ×：入浴サービスは在宅支援プログラムである。

24 第6頸髄レベルの脊髄損傷患者のうつ熱合併に対して、解熱剤を投与する。

24 □ ×：冷却が必要である。

25 第6頸髄レベルの脊髄損傷患者の殿部褥瘡に対して、プッシュアップを行う。

25 □ ×：プッシュアップには肘の伸展（第7頸髄機能）が残存する必要がある。

26 第6頸髄レベルの脊髄損傷患者の尿路感染に対して、間欠導尿を行う。

26 □ ○

MEMO

▶切断のリハビリテーション

切断の評価

☐ 上肢、下肢、体幹の一部が切り離された状態を（切断）（amputation）といい、関節で切り離された状態を（関節離断）（disarticulation）という。

☐ 切断の原因には（外傷）や閉塞性（動脈硬化）症、（糖尿病）性壊疽、（バージャー）病などの（血管）障害、骨肉腫などの（腫瘍）、骨髄炎などの（炎症）があるが、近年は（血管）障害による（下肢）切断が増加している。

☐ 上肢切断には（肩甲胸郭）切断、（肩）関節離断、（上腕）切断、（前腕）切断、（手）関節離断、（手部）切断、（手指）切断などがある。

☐ 一般に（若年）者の上腕切断や前腕切断は（ADL）がほぼ自立する。

☐ 下肢切断には（大腿）切断、（下腿）切断、（股）関節離断、（膝）関節離断、（サイム）切断、（部分足部）切断などがある。

☐ 歩行時のエネルギー消費は下腿切断よりも大腿切断の方が（大きく）、断端が（長い）ほうが歩行効率が良い。また、膝関節離断では断端で（荷重）可能である。

☐ 切断側の（股関節）や（膝関節）は屈曲拘縮を生じることが多く、注意が必要である。

☐ 足関節離断には通常は（サイム）切断が行われ、断端で（荷重）でき、（脚長）差はあるが（義足）なしでの歩行が可能である。

☐ 小児の切断の原因には、（先天）性、（外傷）、（腫瘍）などがあるが、（先天）性の頻度が最も高い。

☐ 先天性四肢欠損（切断）では（手指）の欠損が最も多い。

☐ 先天性切断には、切断レベルから遠位の組織が完全に欠損する（横軸）欠損と、四肢の長軸に沿った欠損である（縦軸）欠損がある。

☐ 小児の上肢切断では、食事、整容、衣服の着脱など、上肢を用いた基本的（ADL）に障害をきたし（切断レベルにより障害の程度は異なる）、下肢切断では主に（移動）に障害をきたす。

☐ 小児の後天性切断では成長に伴う断端の（過成長）を伴うことがある。

☐ 切断早期の合併症には、皮膚縫合部の（裂開）、（遷延）治癒、（壊死）、（感染）がある。

☐ 訓練経過で生じる合併症には、断端（神経腫）、（幻肢）、（幻肢）痛、（皮膚）炎、（擦過）傷などがある。

☐ 幻肢は切断した肢が（残っている）と感じる現象で、幻肢痛は切断して存在しない肢に（激

痛）を感じる状態である。

□ 幻肢痛に対して（鎮痛薬）は無効であり、幻肢痛の抑制には早期の（義肢装着）が有効である。

義肢作成とリハビリテーション

□ 義肢は四肢の（欠損）部位に装着してその（機能）を補う器具で、上肢の欠損に対して用いる（義手）と下肢の欠損に対して用いる（義足）がある。

□ 義肢は構造により外骨格義肢［（殻構造）義肢］と内骨格義肢［（骨格構造）義肢]に分けられ、機能により（装飾）用、（作業）用、（能動）義肢に分類される。

□ 訓練などで一時的に使用する（仮義肢）（訓練義肢）と（本義肢）（永久義肢）がある。

□ 義肢は（ソケット）、（支柱部）、（ターミナルデバイス）の基本構造の他、関節の機能を担う（継手）や義手を吊り下げる（ハーネス）などから構成される。

□ ソケットは（断端）と（義肢）を機械的に結びつける部位で、（断端）の力を（義肢）に効率的に伝達する役割を持つ。

□ 支持部は（ソケット）と（ターミナルデバイス）を連結する部分で、（殻）構造と（骨格）構造があり、関節に相当する（継手）を含む。

□ ターミナルデバイスは義肢が（外界）に接する部分で、義手では（手先具）、義足では（足部）に相当する。

□ 義足には通常の（歩行）用義足と下肢欠損を補うための（装飾）用義足がある。

□ 大腿義足は（ソケット）、（支持部）、（膝継手）、（足部）、下腿義足は（ソケット）、（支持部）、（足部）から構成される。

□ 義足のソケットには断端の（収納）、（体重）支持、義足への力の（伝達）、義足（懸垂）の役割がある。

□ 大腿義足では（四辺形）ソケットと（坐骨収納型）ソケットが用いられ、下腿義足には（PTB）式ソケットか（全表面荷重）（TBS）式ソケットが用いられる。

□ 標準的な足部には（単軸）足部と（SACH）足があり、地面の不整に対応するには（多軸）足部が用いられる。

□ （活動）的な切断者には、立脚期の荷重を踏切時の推進力に変える（エネルギー蓄積型）足部が用いられる。

□ 義手には（装飾）用義手、（作業）用義手、（能動）義手、（筋電）義手があるが、約9割が（装飾）用義手であり、（外観）上の欠損を補うために使用される。

Question	Answer
1 切断の原因では外傷が近年増加している。	1 □ ×：外傷 → 血行障害
2 一般に断端が長いほうが歩行のエネルギー消費が大きい。	2 □ ×：大きい → 小さい
3 大腿切断後は背臥位で断端の下に枕を置く。	3 □ ×：股関節の屈曲拘縮を招く。
4 大腿切断後は腹臥位を励行する。	4 □ ○
5 大腿切断後は股関節外転位を保持する。	5 □ ×：外転位 → 中間位
6 大腿切断後は車いす乗車を励行する。	6 □ ×：股関節屈曲位をとるため不適。
7 大腿切断では、患肢荷重時に義足が必要である。	7 □ ○
8 膝関節離断では患肢荷重時に義足が必要である。	8 □ ×：義足は必要だが、断端での荷重が可能である。
9 サイム切断では患肢荷重時に義足が必要である。	9 □ ×：断端荷重が可能であり、義足なしでの歩行が可能である。
10 中足骨切断では患肢荷重時に義足が必要である。	10 □ ×：一般に義足なしでも歩行できる。
11 小児の切断の原因では外傷性が最も多い。	11 □ ×：外傷性 → 先天性
12 切断による合併症として断端神経腫がある。	12 □ ○
13 切断による幻肢痛に対して、鎮痛薬投与が有効である。	13 □ ×：無効である。
14 切断による幻肢痛に対して早期の断端訓練が有効である。	14 □ ○
15 単軸足は、活動性が高い下腿切断患者の義足の足継手として用いられる。	15 □ ×：単軸足 → エネルギー蓄積型足

8 ▶小児のリハビリテーション

脳性麻痺

☐ 脳性麻痺は、（受胎〜生後数年）までの間に生じた（非進行）性の脳障害によって（永続）的な姿勢・運動の異常をきたす症候群である。

☐ 脳性麻痺の原因には、（脳形成）異常や（脳血管）障害、（感染）症、外傷、（核黄疸）などがあるが、多くは周産期の（低酸素）性虚血性脳障害である。

☐ 脳性麻痺は錐体路系障害による（痙直）型、錐体外路系の機能障害による（アテトーゼ）型（不随意運動型）、小脳の障害による（失調）型、痙縮とアテトーゼがみられる（混合）型などに分類される。

☐ 痙直型は最も頻度が（高く）、筋緊張や腱反射は（亢進）し、（自発）運動が少なく、（関節拘縮）を起こしやすい。

☐ アテトーゼ型は特有の（不随意運動）がみられ、（構音）障害を生じることが多い。また、一般的に（関節拘縮）や（知能）障害はみられない。

☐ 運動障害の身体各部位への分布状態によって、（片）麻痺（＝片側上下肢の麻痺）、（対）麻痺（＝両下肢の麻痺）、（両）麻痺（＝下肢優位の両側上下肢麻痺）、（四肢）麻痺（＝両側上下肢麻痺）に分けられる。

☐ 脳性麻痺の随伴症状には、（痙攣）発作（40〜50％）、（知的）障害（約半数）、（斜）視（20〜60％）、（視知覚）障害、（構音）障害、聴覚障害［（感音）難聴が多い］、（摂食・嚥下）障害などがある。

☐ 脳性麻痺の運動障害には、（脳障害）に起因する一次障害と発達過程での個体と（環境）との相互作用により起こる二次障害があるが、多くの二次障害は（予防）可能である。

☐ 脳障害により正常運動発達が阻害されるために、健常児とは異なる運動（習慣）、運動発達の（偏り）、筋・骨格系の（変形）、課題遂行の（不成功）などが生じる。

その他の小児疾患

☐ 進行性筋ジストロフィーは（遺伝）性の（進行）性筋萎縮症であり、（デュシェンヌ）型が最も多い。

☐ デュシェンヌ型筋ジストロフィーでは（筋力低下）が主体となり、二次的に靭帯・腱（短縮）、可動域制限（拘縮）、関節・脊柱（変形）がみられる。進行すると、（拘束）性呼吸障害や心不全、（咀嚼・嚥下）障害などを生じる。

☐ 二分脊椎は、棘突起や椎弓などの脊椎の後方要素が先天的に（欠損）している状態で、（腰仙椎）部に好発し、下肢の（運動）麻痺や（感覚）障害、（膀胱直腸）障害などがみられる。

☐ ポリオ症候群は（ポリオウイルス）による感染症で、感染者の0.05〜0.1％に（片）側下肢の（弛緩）性麻痺や（嚥下）障害、（呼吸）障害を生じる。

Question	Answer
1 脳性麻痺は脊髄病変が関与する。	**1** ☐ ×：脊髄病変 → 脳病変
2 脳性麻痺は運動の永続的障害である。	**2** ☐ ○
3 脳性麻痺は進行性病変である。	**3** ☐ ×：進行性 → 非進行性
4 脳性麻痺は生後4か月以降に生じる。	**4** ☐ ×：受胎から新生児期（生後4週未満）
5 脳性麻痺には感覚障害型がある。	**5** ☐ ×：痙直型、アテトーゼ型、失調型、混合型などに分類される。
6 脳性麻痺には運動失調型がある。	**6** ☐ ○
7 脳性麻痺には痙直型がある。	**7** ☐ ○
8 脳性麻痺にはアテトーゼ型がある。	**8** ☐ ○
9 脳性麻痺では尿閉がみられる。	**9** ☐ ×：みられない。
10 脳性麻痺ではけいれんがみられる。	**10** ☐ ○
11 脳性麻痺では嚥下困難がみられる。	**11** ☐ ○
12 脳性麻痺では言語発達遅延がみられる。	**12** ☐ ○
13 ポリオでは球麻痺症状がみられる。	**13** ☐ ×：球麻痺症状 → 片側下肢麻痺
14 進行性筋ジストロフィーでは両麻痺がみられる。	**14** ☐ ×：筋力低下がみられる。
15 二分脊椎では対麻痺がみられる。	**15** ☐ ○
16 ダウン症では片麻痺がみられる。	**16** ☐ ×：麻痺はみられない。

▶呼吸器・循環器疾患のリハビリテーション

慢性閉塞性肺疾患（COPD）

☐ 慢性閉塞性肺疾患（COPD）は（慢性気管支炎）、（肺気腫）の合併により引き起こされた（気流）制限を呈する疾患で、（咳嗽）や（喀痰）、（呼吸）困難などの症状がみられる。

☐ 主な呼吸筋は（横隔膜）と（肋間）筋であり、吸気時には（横隔膜）や（外肋間）筋が収縮する。

☐ 努力吸気時には主呼吸筋に加え、（斜角）筋、（胸鎖乳突）筋、（肋骨挙）筋、（大胸）筋、（小胸）筋などの補助呼吸筋が作用する。

☐ 安静呼気時には横隔膜や肋間筋が（弛緩）し、強制呼気時には（内肋間）筋や（腹筋）群が収縮する。

☐ COPDに対する理学療法では、（呼吸）訓練や（体位排痰）訓練、（全身調整）運動などが行われる。

☐ 呼吸訓練では（腹式）呼吸訓練や（口すぼめ）呼吸を行う。

☐ （腹式）呼吸は（胸式）呼吸よりもエネルギー消費が小さく、効率がよい。

☐ 口すぼめ呼吸では、口をすぼめて空気をゆっくり吐き出すことで、気道を（広げる）ことができる。

☐ 体位排痰（体位ドレナージ）は痰がたまっている部分を（上）にして、（重力）により痰を喉元に集め排出させる方法で、（自宅）で（一人）でも行うことができる。

☐ 体位排痰の際に、患者の胸壁に（叩打）（＝タッピング）や（振動）（＝バイブレーション）を加えることで、排痰を効率的に行うことができる。

拘束性肺疾患

☐ 神経筋疾患や高位脊髄損傷では（呼吸筋）麻痺により肺コンプライアンスが（低下）し、（拘束）性換気障害を主体とした呼吸機能の低下がみられる。

☐ 神経筋疾患や高位脊髄損傷による拘束性換気障害に対しては、肩や肩甲帯筋の（ストレッチ）による胸郭の可動域確保や（残存呼吸筋）の強化による呼吸機能の維持が必要である。

☐ （胸部手術）後には、拘束性換気障害や喀痰貯留に対する理学療法が必要である。

心疾患

☐ 心疾患に対する運動療法は（最大酸素摂取量）の増大や、（血圧）低下、（糖代謝）改善、血中（脂質）の低下、（体重）減少など循環器疾患のリスクを減らす効果がある。

9 ▶呼吸器・循環器疾患のリハビリテーション Q&A

Question	Answer
1 COPDでは気道狭窄がみられる。	**1** ☐ ○
2 強制呼気では胸鎖乳突筋が作用する。	**2** ☐ ×：強制呼気 → 強制吸気
3 強制呼気には大胸筋が作用する。	**3** ☐ ×：強制呼気 → 強制吸気
4 強制呼気には横隔膜が作用する。	**4** ☐ ×：強制呼気 → 吸気
5 強制呼気には内肋間筋が作用する。	**5** ☐ ○
6 COPD患者に対する在宅での自主訓練として口すぼめ呼吸を行う。	**6** ☐ ○
7 COPD患者の在宅での自主訓練として叩打法がある。	**7** ☐ ×：介助者が必要である。
8 COPD患者の在宅での自主訓練としてスクイージングが有効である。	**8** ☐ ×：スクイージングは患者の呼気に同調して気管中枢に向かって両手で圧迫し呼気を介助しながら行う排痰法で、介助者が必要である。
9 COPD患者の在宅での自主訓練としてバイブレーションが有効である。	**9** ☐ ×：介助者が必要である。
10 COPDでは肺コンプライアンスの低下がみられる。	**10** ☐ ×：COPD → 拘束性肺疾患 COPDでは肺コンプライアンスは増加する。
11 胸部手術後には閉塞性換気障害による呼吸機能低下がみられる。	**11** ☐ ×：閉塞性 → 拘束性
12 心疾患では運動療法は禁忌である。	**12** ☐ ×：禁忌ではない。

MEMO

10 ▶運動器疾患のリハビリテーション

肩関節周囲炎

☐ 肩関節周囲炎はいわゆる（五十肩）で、肩の（疼痛）や（可動域）制限などを生じる。

☐ 肩関節周囲炎では、リハビリテーションとして（ホットパック）や（極超短波）を用いた温熱療法や（滑車）運動や（コッドマン）体操などの運動療法が行われる。

☐ 肩関節周囲炎では肩の（安静）は治癒を長引かせるため、（関節運動）を毎日数回行うように指導する。

腰痛

☐ 腰痛は、（姿勢）や疼痛、脊柱の（可動）性、筋・神経の（圧痛）、（ラセーグ）徴候、下肢の（感覚）障害・（筋力）低下、（ADL）などから評価される。

☐ 腰痛のリハビリテーションでは（ホットパック）や（極超短波）を用いた温熱療法や（牽引）、（運動）療法などが行われる。

☐ 腰痛の運動療法は、脊柱の（可動性）維持、（姿勢）の矯正、股関節（屈筋）と（ハムストリングス）のストレッチ、（腹筋）や（背筋）の強化を目的として行われる。

☐ 腰痛患者に対して、腰椎の（軽度前弯）を保つ座位や寝る時は（側臥）位をとるように指導する。また、重いものを持ち上げる際には、（脊柱）はまっすぐに伸ばしたまま、（足）を使って持ち上げるようにする。

変形性関節症

☐ 変形性関節症は、主に（加齢）による関節の（退行変性）により、（疼痛）や関節の（変形）、（可動域）制限、筋（萎縮）などをきたす疾患であり、（膝）関節や（股）関節などの下肢の荷重関節、（手指）関節、（脊椎）などに好発する。

☐ 変形性膝関節症では、筋（萎縮）予防のために筋の（等尺）性収縮訓練を行い、関節を動かしても良い時期になったら（関節拘縮）予防のために、（関節可動域）訓練を行う。また、温熱療法として（極超短波）や（ホットパック）などが用いられるが、プレートや人工関節などの体内金属には（極超短波）は禁忌である。

☐ 変形性膝関節症に対して、大腿四頭筋の筋力維持のために（膝伸展）運動を毎日行うことや、（正座）や（長距離）歩行を避けること、（肥満）予防などを指導する。

☐ 変形性股関節症では、筋萎縮や関節拘縮が（歩行）に大きく影響するため、早期からの（運動）療法が望ましい。

☐ 変形性股関節症では、杖の使用により（疼痛）減少や股関節（変形）の進行予防が期待できる。

末梢神経障害

- [ ] 猿手は（母指球筋）の萎縮により起こり、（正中）神経麻痺でみられる。不自由であれば（対立）副子を装用する。

- [ ] 鷲手は（手内筋）の萎縮により起こり、（尺骨）神経麻痺でみられる。強度変形に対しては（ナックルベンダー）型副子を装着する。

- [ ] 下垂手は（橈骨）神経麻痺でみられ、（コックアップ）スプリントや（トーマス）スプリントなどの適応がある。

大腿骨頸部骨折

- [ ] 大腿骨頸部骨折は（転倒）がきっかけとなり、（骨粗鬆症）の（高齢女性）に好発する。

- [ ] 大腿骨頸部骨折は（寝たきり）の原因になりやすいため、長期の（安静）を必要とする保存的治療は危険である。

- [ ] 大腿骨頸部骨折は（骨癒合）が起こりにくく、（偽関節）や（骨頭壊死）を生じる危険があるので、できるだけ早期に（人工骨頭置換）などの手術を行い、（リハビリテーション）を開始する。

- [ ] 大腿骨頸部骨折は（高齢者）に多いため、（認知症）や（肺）疾患、（褥瘡）など合併症の有無に注意する。その他、股関節の（可動域）、患肢の（免荷）や部分荷重の程度、ADL、歩行などを評価する。

- [ ] 大腿骨頸部骨折のリハビリテーションでは、（股関節）の可動域訓練や（寝返り）・（起き上がり）の訓練を行う。また、ADLの訓練では（座位）での食事や車椅子への（移乗）訓練などを早期から行う。

- [ ] 大腿骨頸部骨折の歩行訓練では、体重に応じた（荷重）をかけ、（平行棒）→（歩行器）→（松葉）杖→（T字）杖歩行の順に進めることが多い。

関節リウマチ

- [ ] 関節リウマチは（関節炎）を主体とする（全身）性の疾患であり、膠原病のなかで最も頻度が（高い）。

- [ ] 関節リウマチでは、関節の（腫脹）や（疼痛）、（朝のこわばり）などの症状がみられ、進行すると関節の（変形）を生じる。

- [ ] 関節リウマチでは、リウマチの（疾患活動性）を目安にリハビリテーションを保護的に行うか、積極的に行うかを決定する。

- [ ] 関節リウマチでは、疼痛のため関節運動が制限され（筋力低下）を生じるが、関節破壊を予防するため（等尺）性収縮による運動が指導される。

Question	Answer
1 肩関節周囲炎では安静が必要である。	**1** □ ×：積極的に関節可動域訓練を行う。
2 腰痛患者のリハビリテーションでは膝と股関節を軽く屈曲して寝るように指導する。	**2** □ ○
3 腰痛患者のリハビリテーションでは物を持ち上げる際に中腰姿勢をとるように指導する。	**3** □ ×：中腰は腰への負担が大きいため、膝と股関節を屈曲させ、腰を伸ばしたままの姿勢にする。
4 腰痛患者のリハビリテーションでは腹筋の筋力増強訓練をするように指導する。	**4** □ ○
5 腰痛患者のリハビリテーションでは股関節のストレッチ体操を指導する。	**5** □ ○
6 橈骨神経麻痺では下垂手がみられる。	**6** □ ○
7 橈骨神経麻痺では母指球筋の萎縮がみられる。	**7** □ ×：橈骨神経麻痺 → 正中神経麻痺
8 橈骨神経麻痺では手背の知覚障害がみられる。	**8** □ ○
9 橈骨神経麻痺では手背の発汗障害がみられる。	**9** □ ○
10 四肢の末梢神経麻痺に対して装具療法を行う。	**10** □ ○
11 四肢の末梢神経麻痺に対して温熱療法を行う。	**11** □ ×：特に効果はない。
12 大腿骨頸部骨折の人工骨置換手術前は両下肢の自動運動を禁止する。	**12** □ ×：筋力低下や下肢静脈血栓の予防のため、術前から行う。
13 大腿骨頸部骨折の人工骨置換手術後は、手術創が癒合し抜糸してから座位を開始する。	**13** □ ×：座位は人工骨置換手術の翌日から可能
14 大腿骨頸部骨折の人工骨置換手術後は、座位が安定してから歩行訓練を開始する。	**14** □ ○
15 大腿骨頸部骨折の人工骨置換手術後1か月は患肢の荷重を禁止する。	**15** □ ×：荷重は早期から可能。
16 関節リウマチ患者の筋力増強には等運動性訓練が有効である。	**16** □ ×：等運動性 → 等尺性筋収縮 関節破壊を予防するため、関節を動かさない訓練が望ましい。

▶ 神経疾患のリハビリテーション

パーキンソン病

□ パーキンソン病は（大脳基底核）の障害により、安静時（振戦）、筋（強剛）（固縮）、（無動）（寡動）、（姿勢反射）障害などの運動障害が出現する進行性の疾患である。

□ パーキンソン病でみられる非運動症状には、（嗅覚）障害、（自律神経）障害（便秘、起立性低血圧、排尿障害、夜間の頻尿）、（睡眠）障害、（認知）障害、幻覚、うつ、不安、無気力などがある。

□ パーキンソン病では運動障害により日常生活が（不活発）となるため、（関節可動域）制限や（筋力）低下、（呼吸）機能の低下などを合併しやすい。

□ パーキンソン病の重症度の評価には、（ホーン・ヤール）の重症度分類が用いられる（下表）。

Ⅰ度	身体の（片側だけ）に手足のふるえや筋肉のこわばりがみられる。（身体）障害はないか、あっても軽い。
Ⅱ度	（両側）の手足のふるえ、筋肉のこわばりなどがみられ、日常の生活や仕事が（やや不便）になる。
Ⅲ度	（小刻み）歩行、（すくみ）足がみられ、（方向転換）の時、転びやすくなるなど日常生活に支障が出るが、（介助）なしに過ごせる。職種によっては仕事可能。
Ⅳ度	立ち上がり、（歩行）が困難になる。生活の様々な場面で、（介助）が必要になる。

□ パーキンソン病の運動療法には、全身の（リラクゼーション）、（関節可動域）訓練、寝起きや（起き上がり）の基本動作訓練、（歩行）訓練、（姿勢バランス）訓練などがある。

□ パーキンソン病の（小字）症に対して書字動作の練習などが行われる。

□ パーキンソン病では病気の経過中に（音声・構音）障害がみられることが多く、（呼吸）機能や（音声）機能、（構音）機能に対する言語訓練が行われる。

□ パーキンソン病の約半数に（摂食・嚥下）障害がみられるが、（誤嚥）性肺炎を予防するため嚥下訓練も重要である。

その他の神経疾患

□ 脊髄小脳変性症は小脳や脊髄、脳幹の神経変性により（歩行）障害や（構音）障害、（書字）障害などの運動失調がみられる疾患の総称で、残存する運動機能の（維持）や残存機能の（活用）を目的としたリハビリテーションが行われる。

□ 筋萎縮性側索硬化症（ALS）は、上位・下位（運動）ニューロンの変性により、徐々に全身の筋肉の（萎縮）が進行する（原因不明）の疾患で、（根治）療法は確立されていないため、（筋力）低下、動作困難、（呼吸）障害、（構音）障害、（摂食嚥下）障害などの症状に対して、残存機能の維持や改善、活用、（廃用）予防、二次的障害の予防などが行われる。

Question	Answer
1 パーキンソン病の重症度分類としてホーン・ヤールのステージ分類が用いられる。	**1** □ ○
2 ホーン・ヤールの重症度分類で、ステージⅡは介助が必要な状態である。	**2** □ ×：ステージⅡ → ステージⅣ
3 パーキンソン病では高次機能障害はみられない。	**3** □ ×：進行すると認知症を随伴することもある。
4 パーキンソン病は両側性の振戦などで発症する。	**4** □ ×：両側性 → 片側性
5 パーキンソン病では薬物療法は有効でない。	**5** □ ×：有効である。薬物療法によるコントロールと進行度に応じたリハビリテーションが治療の基本となる。
6 パーキンソン病の理学療法として呼吸訓練がある。	**6** □ ○
7 パーキンソン病では片麻痺に対して書字訓練を行う。	**7** □ ×：片麻痺 → 小字症 パーキンソン病では片麻痺は生じない。
8 脊髄小脳変性症では集中的なリハビリテーションを行うことで、運動機能の回復が期待できる。	**8** □ ×：残存する運動機能の維持や残存機能の活用が目的となる。
9 重症の筋萎縮性側索硬化症にはペグボードによる巧緻動作訓練が有効である。	**9** □ ×：ペグボードは上肢機能訓練を目的として脳卒中や脳性麻痺などに用いられる。
10 重症の筋萎縮性側索硬化症にはバランスボードによるバランス訓練が有効である。	**10** □ ×：下肢筋力低下によりバランスがとりにくくなるため、危険である。
11 重症の筋萎縮性側索硬化症には意思伝達装置によるコミュニケーション訓練が有効である。	**11** □ ○

MEMO

MEMO

鍼灸国試 でるポとでる問

PART 4 公衆衛生学

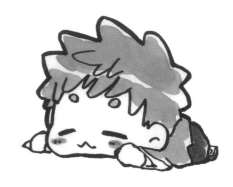

1 ▶衛生・公衆衛生の概念

☐ 公衆衛生は、共同社会の（組織的）な努力を通じて、疾病を予防し、寿命を延長し、（身体的）・（精神的）健康と能率の増進を図る科学・技術である。

☐ 1978年の（アルマ・アタ）宣言は、（プライマリヘルスケア（PHC））について述べたもので基本的な保健医療活動のことであり、（世界保健機関（WHO））が提唱した。

☐ プライマリヘルスケアは（地域性）を重視した健康サービスを（住民）の参加と（地域資源）の活用により推進される（包括的ヘルスケア）のことである。

☐ 人々が自らの健康とその決定要因を自らよりよくコントロールできるようにしていくことを（ヘルス・プロモーション）といい、（オタワ憲章）で採択された。

☐ 憲章・宣言と内容

憲章・宣言	内容
アルマ・アタ宣言	（プライマリー・ヘルスケア）
オタワ憲章	（ヘルス・プロモーション）
ヘルシンキ宣言	（医学研究の倫理的原則）
ローマクラブ	（「成長の限界」地球環境問題）

☐ 平成6年に保健所法は改正され（地域保健法）が新たに成立した。

☐ 地域保健は（保健所）、（市町村保健センター）を中心に行う。

☐ 保健医療計画の作成は（都道府県知事）が行うことが義務づけられている。
※保健医療計画：地域医療計画の推進体制、組織づくり、地域医療需要の現状分析、医療圏の設定、必要病床数の算定、医療供給体制の整備あるいは地域医療計画の評価

☐ 保健所の業務は、（地域保健法）により規定され、保健所を設置できるのは（都道府県）ならびに（東京都特別区）、（政令市）である。

☐ 保健所の所長は原則一定の基準をみたした（医者）である。
※医師の確保が困難な場合に限り（一定の基準を満たした技術職員）でもよいが、原則2年（やむ得ない場合は更に2年まで延長できる）

☐ 市町村保健センターは（地域保健法）を根拠法に健康相談、保健指導、健康診査など対人サービスを効率的に行なうための利用施設として（市長村長）が設置し、全国に2,456ヵ所ある（平成29年時点）。

□　保健所の主な業務

①（地域保健）に関する思想の普及、向上	⑧母性および乳幼児並びに老人の保健
②（人口動態統計）、地域保健等の統計	⑨（歯科保健）
③栄養の改善および（食品衛生）	⑩（精神保健）
④環境の衛生（水道、下水道、清掃等）	⑪特殊の疾患等による長期療養者の保健
⑤（医事）および（薬事）	⑫（エイズ）、結核、性病、伝染病その他の疾病の予防
⑥保健師に関する事項	⑬衛生上の試験および検査
⑦公共医療事業の向上および増進	⑭地域住民の健康の保持および増進

□　最近の地域社会の変化として農村社会の（縮小）、（都市化）、（ネットワーク社会）、（核家族化）、（単身世帯化）などがあげられる。

□　専門的な見地からみて必要な施策を（ニーズ）、住民がして欲しいことを（ディマンド）という。

□　地域、保健活動の進め方は（現状把握）、（計画）、（実施）、（評価）、（改善）の５段階に分けられこの順で実施される。

□　平成25年から（健康日本21（2次））がスタートし、健康寿命の延伸と健康格差の縮小が目標とされている。

□　「健康上の問題で日常生活が制限されることなく生活できる期間」を（健康寿命）といい、WHOがその概念を提唱した。

MEMO

1 ▶衛生・公衆衛生の概念 Q&A

Question	Answer
1 プライマリヘルスケアの概念はオタワ憲章で採択された。	**1** □ ×：オタワ憲章 → アルマ・アタ宣言
2 プライマリヘルスケアは高度先進医療を提供する。	**2** □ ×：高度先進医療 → 包括的保健サービス
3 プライマリヘルスケアは住民の参加によってなされる。	**3** □ ○
4 ヘルス・プロモーションはヘルシンキ宣言で採択された。	**4** □ ×：ヘルシンキ宣言 → オタワ憲章
5 「成長の限界」はローマクラブによる地球環境問題に関する報告である。	**5** □ ○
6 ヘルシンキ宣言は医学研究の倫理的原則に関するものである。	**6** □ ○
7 ＷＨＯ憲章の前文中に健康の定義に関する内容が記述されている。	**7** □ ○
8 保健所の所長は医者でなければならない。	**8** □ ×：医師の確保が困難な場合に限り、一定の基準を満たした技術職員でもよい。
9 市町村保健センターは地域保健法を根拠法に設置される。	**9** □ ○：市町村が設置するが、設置義務はない。
10 車の排ガス測定や規制は保健所の業務に含まれる。	**10** □ ×：国土交通省の業務
11 食品衛生に関する事項は保健所の業務に含まれる。	**11** □ ○
12 保健所は医療保険に関する事項を行う。	**12** □ ×：社会保険事務所や市町村が扱う。
13 保健所は人口動態統計に関する事項を行う。	**13** □ ○
14 歯科保健に関する事項は保健所の業務ではない。	**14** □ ×：保健所の業務に含まれる。
15 生活保護は保健所の業務でない。	**15** □ ○
16 保健所の業務は健康増進法に定められている。	**16** □ ×：地域保健法に定められている。

17 保健所の設置は市町村が行う。

17 □ ×：市町村 → 都道府県、東京都特別区、政令市

18 市町村保健センターは主として地域全体の一次予防を行う。

18 □ ○

19 保健医療計画の作成は市町村長が行うことが義務づけられている。

19 □ ×：市町村長 → 都道府県知事

20 地域保健は保健所、市町村保健センターを中心に行う。

20 □ ○

21 最近の地域社会の特徴として農村社会の拡大があげられる。

21 □ ×：拡大 → 縮小

22 日本は現在、超少子高齢社会である。

22 □ ○

23 市町村保健センターの長は医師である必要はない。

23 □ ○

24 専門的な見地からみて必要な施策をディマンドという。

24 □ ×：ディマンド → ニーズ

25 「健康日本21」は二次予防に重点を置いた計画である。

25 □ ×：一次予防

26 健康日本21では、平均寿命の延伸を謳っている。

26 □ ×：平均寿命 → 健康寿命

Column 1

針・お灸による温熱効果

　針治療では、経穴に針を刺し、針の往復振動、回旋運動を通して皮下組織の分子運動を激しくすることで摩擦熱が生じ、ツボを中心に局所的に温度が高くなる。この熱が、熱伝導を通して周辺組織の昇温につながる。お灸では、直接熱が皮膚に伝わる熱伝導と、お灸が発する熱放射が周りの皮膚の温度を高める役割をもつ。

2 ▶ 健康の保持増進と疾病予防

- [ ] WHOの憲章前文に掲げられた健康の定義には『（身体）的、（精神）的および（社会）的に良い状態で、単に疾病または虚弱ではないということではない。』とある。

- [ ] 日本国憲法では、第25条に、「すべての国民は、（健康）で（文化的）な最低限度の生活を営む権利を有する」と記載されている。（＝生存権）

- [ ] 集団検診で目的とする疾病の疑いがあるものを簡便な検査を用い、一定の検査項目によって選び出す検査を（スクリーニング検査）といい、疑いのある者に対し（精密検査）を行う。

- [ ] スクリーニング検査は（ふるい分け検査）とも呼ばれ（がん検診）などがこれに相当する。

- [ ] スクリーニング検査には（偽陰性）者がでる問題がある。
  ※（偽陰性者）とはスクリーニング検査で（陰性）であったが実際には疾患があった者のこと。

- [ ] 疾病の進行段階は（感受性期）、（発症前期）、（臨床的疾病期）などに分けられるがそれぞれに対応した予防活動を第一次予防、第二次予防、第三次予防と呼ぶ。

- [ ] 予防

予防医学のレベル	内容
一次予防	（健康増進）：（生活環境の改善）、（適切な食生活）、（適正飲酒）、（禁煙）など （特異的予防）：（予防接種）、（事故防止）、（職業病対策）
二次予防	（早期発見）：（健康診断）、（人間ドック） （早期治療）
三次予防	（機能低下防止）、（治療）、（リハビリテーション）、（適正配置）

- [ ] ガンと危険因子

胃がん	（塩分）、刺激物、（ヘリコバクター・ピロリ）
子宮頸癌	（ヒトパピローマウイルス）
肺癌	（喫煙）、大気汚染
大腸癌	（肉類・高脂肪食）

- [ ] 喫煙が危険因子となる疾患に（肺がん）、（胃がん）、（食道がん）などが挙げられる。

- [ ] アルコールは（食道癌）、（肝癌）、（大腸癌）の危険因子となる。

▶健康の保持増進と疾病予防 Q&A

Question	Answer
1 日本国憲法第25条に生存権が記載されている。	**1** ☐ ○
2 高血圧予防のための減塩教育は一次予防である。	**2** ☐ ○
3 高脂肪食は胃癌の危険因子である。	**3** ☐ ×：高脂肪食 → 塩分
4 ヘリコバクター・ピロリ菌感染は子宮頸癌の危険因子となる。	**4** ☐ ×：ヒトパピローマウイルス
5 大気汚染は肺癌の危険因子である。	**5** ☐ ○
6 アルコールは食道癌の危険因子である。	**6** ☐ ○
7 スクリーニング検査はふるい分け検査とも呼ばれる。	**7** ☐ ○
8 スクリーニング検査では偽陽性者がでることが一番の問題である。	**8** ☐ ×：偽陽性者 → 偽陰性者
9 健康診断は二次予防である。	**9** ☐ ○
10 肺がん検診は一次予防である。	**10** ☐ ×：一次予防 → 二次予防
11 ポリオ予防接種は二次予防である。	**11** ☐ ×：二次予防 → 一次予防
12 ラジオ体操に毎日参加するのは一次予防である。	**12** ☐ ○
13 食生活の改善は一次予防である。	**13** ☐ ○
14 適正配置は二次予防である。	**14** ☐ ×：二次予防 → 三次予防
15 機能訓練は二次予防である。	**15** ☐ ×：二次予防 → 三次予防
16 生活環境改善は一次予防である。	**16** ☐ ○
17 理学療法や作業療法は一次予防である。	**17** ☐ ×：一次予防 → 三次予防
18 禁煙は一次予防である。	**18** ☐ ○
19 特異的予防は二次予防である。	**19** ☐ ×：二次予防 → 一次予防

3 ▶ ライフスタイルと健康

☐ 食生活指針は、健康増進、（生活の質の向上）、（食料の安定供給）の確保などを図ることを目的に、平成12年に当時の（文部省）、厚生省（現・厚生労働省）、（農林水産省）が策定した指針で、平成28年に改定されている。

食生活指針
・（食事）を楽しみましょう。 ・1日の食事のリズムから、健やかな（生活）リズムを。 ・適度な（運動）とバランスのよい食事で、（適正体重）の維持を。 ・主食、（主菜）、（副菜）を基本に、食事のバランスを。 ・ごはんなどの（穀類）をしっかりと。 ・野菜・（果物）、（牛乳・乳製品）、豆類、魚なども組み合わせて。 ・（食塩）は控えめに、（脂肪）は質と量を考えて。 ・（日本）の食文化や地域の産物を活かし、（郷土）の味の継承を。 ・（食料資源）を大切に、無駄や（廃棄）の少ない食生活を。 ・「食」に関する理解を深め、（食生活）を見直してみましょう。

☐ BMI（body mass index）の計算式は「（体重kg）÷（身長m）^{2}」である。

☐ BMI＝22は（標準）、（18.5）未満は「やせ」、（25）以上は「肥満」である。

☐ 日本人の食事摂取基準は（健康増進法）を根拠に厚生労働省から出される。

☐ 食事摂取基準では（推定平均必要量）、（推奨量）、（目安量）、（耐容上限量）、（目標量）が指標として決められている。

推定平均必要量	ある集団の（50）％で必要量を満たす1日の摂取量
（推奨量）	ある集団のほとんどの人（97〜98％）で必要量を満たす1日の摂取量
（目安量）	特定の集団で一定の栄養状態を維持するのに十分な摂取量 ※推定平均必要量と推奨量を算出する十分な科学的根拠がない場合に利用
耐容上限量	（過剰摂取）による（健康障害）がないとみなされる上限の摂取量
目標量	（生活習慣病）の予防を目的として目標とすべき摂取量

☐ 男女ともに（カルシウム）の平均摂取量は推奨量に達していない。

☐ ビタミンA、D、E、Kは（脂溶）性ビタミンである。

□　ビタミン欠乏症

	欠乏による障害		欠乏による障害
ビタミンA	（夜盲症）	ビタミンC	（壊血病）、発育障害、皮下出血
ビタミンB$_1$	（脚気）、心臓肥大、心不全	ビタミンD	（くる病）、（骨粗鬆症）
ビタミンB$_2$	（口角炎）、皮膚炎、成長阻害	ビタミンK	（出血傾向）

□　食中毒を診断した医師は直ちに（保健所）に届出し、保健所長は（都道府県知事）に報告する。

□　食中毒の原因は、（細菌）、フグや毒キノコなどによる（自然毒）、農薬やヒ素などによる（化学物質）の3つに分類される。

□　細菌性食中毒は（感染）型と（毒素）型に分類される。

	感染型	毒素型
機序	（増殖した菌）によって発症	菌が産生した（毒素）によって発症
特徴	潜伏期が（長い）・加熱が（有効）	潜伏期が（短い）、加熱が（無効）※
代表例	（病原性大腸菌）、（サルモネラ菌）（腸炎ビブリオ）、（カンピロバクター）	（ボツリヌス菌）、（黄色ブドウ球菌）

※（ボツリヌス菌）には加熱が有効 !!

□　食中毒の事件数で多いのは（カンピロバクター）と（ノロウイルス）、患者数では（ノロウイルス）である。

□　魚介類の生食が食中毒原因となる場合、主に（腸炎ビブリオ）という好塩性の細菌による。

□　肉類、卵、乳製品が食中毒の原因となる場合、その原因菌は（サルモネラ）による可能性が高い。

□　ヒトの化膿巣からの食物汚染が問題になるのは（ブドウ球菌）で、耐熱性の（エントロトキシン）という毒素を産生する。

□　食中毒の原因菌で潜伏期間が最も短いのは（ブドウ球菌）である。

□　ボツリヌス菌は（神経毒）を産生する。

□　BSE（牛海綿状脳症）の病原体は（異常プリオン）である。

□　病原性大腸菌は（ベロ毒素）を産生する大腸菌で、代表が（O-157）である。

□　ノロウイルスによる食中毒は（冬）に多く発生し、（生ガキ）が原因になることが多い。

□　神経毒をもつ代表的な食中毒の原因は（フグ毒）と（ボツリヌス菌）である。

3 ▶ライフスタイルと健康 Q&A

Question	Answer
1 食生活指針において「穀類は少ない方がよい」とされている。	**1** ☐ ×：穀類をしっかりと
2 食生活指針において「食料資源廃棄の減少」が示されている。	**2** ☐ ○
3 食生活指針は文部省、厚生労働省、経済産業省が策定した。	**3** ☐ ×：経済産業省 → 農林水産省
4 推定平均必要量と推奨量を算出する十分な科学的根拠がない場合に目安量が利用される。	**4** ☐ ○
5 ある集団のほとんどの人で必要量を満たす1日の摂取量を推定平均必要量という。	**5** ☐ ×：推定平均必要量 → 推奨量
6 生活習慣病の予防を目的として目標とすべき摂取量を目標量という。	**6** ☐ ○
7 日本人の食事摂取基準は健康増進法を根拠にしている。	**7** ☐ ○
8 男女ともに塩分の平均摂取量は推奨量に達していない。	**8** ☐ ×：塩分 → カルシウム
9 BMI「22」以上は肥満である。	**9** ☐ ×：25以上が肥満
10 ビタミンA欠乏では脚気を起こす。	**10** ☐ ×：ビタミンA欠乏では夜盲症、ビタミンB_1欠乏では脚気を起こす。
11 ビタミンD欠乏症では骨軟化症やくる病を起こす。	**11** ☐ ○
12 ビタミンK欠乏症では壊血病を起こす。	**12** ☐ ×：ビタミンK欠乏では出血傾向、ビタミンC欠乏では壊血病を起こす。
13 ビタミンEは水溶性ビタミンである。	**13** ☐ ×：水溶性 → 脂溶性
14 食中毒を診断した医師は直ちに保健所に届出しなければならない。	**14** ☐ ○
15 一般に感染型食中毒は潜伏期が短い。	**15** ☐ ×：短い → 長い
16 一般に感染型食中毒には加熱が有効である。	**16** ☐ ○

17 病原性大腸菌やサルモネラ菌による食中毒は毒素型である。

17 □ ×：毒素型 → 感染型

18 食中毒患者で最も多いのはノロウイルスによるものである。

18 □ ○

19 腸炎ビブリオは鶏卵・鶏肉が感染源である。

19 □ ×：鶏卵・鶏肉が原因になるのはサルモネラ

20 腸管出血性大腸菌はベロ毒素を産生する。

20 □ ○

21 黄色ブドウ球菌はテトロドトキシンという毒素を産生する。

21 □ ×：テトロドトキシンはフグ毒、黄色ブドウ球菌の毒素はエンテロトキシン

22 ノロウイルスは患者の吐物から感染する。

22 □ ○

23 ボツリヌス菌は毒素型細菌性食中毒を起こす。

23 □ ○

24 カンピロバクターは毒素型食中毒の原因となる。

24 □ ×：感染型食中毒である。

25 黄色ブドウ球菌の毒素は加熱が有効である。

25 □ ×：耐熱性であるので無効である。

26 ウイルスによる食中毒は夏季に多い。

26 □ ×：冬に多い。

27 黄色ブドウ球菌による食中毒は潜伏期が短い。

27 □ ○

28 感染型食中毒に抗菌薬は無効である。

28 □ ×：有効である。

29 腸管出血性大腸菌の代表がO-157である。

29 □ ○

30 ボツリヌス菌は好気性芽胞菌である。

30 □ ×：好気性 → 嫌気性

31 カンピロバクター食中毒の潜伏期は6〜12時間である。

31 □ ×：2〜7日間と長い。

MEMO

4 ▶環境と健康

☐ 人を取り巻く有形無形の外部条件を（環境）といい、以下に分類される。

自然環境	（物理的）要因：温度、湿度、音、光、熱、放射線など
	（化学的）要因：水、大気、土壌の成分、天然物質、人工化学物質など
	（生物学的）要因：動物、植物、昆虫、微生物など
（社会・文化）環境	友人、家庭、地域社会、言語、政治、経済、宗教、食習慣、医療体制

☐ 窒素は空気の約（78）%、酸素は約（21）%、アルゴンは約（0.9）%、二酸化炭素は約（0.03）%を占める。※（アルゴン（Ar））が3番目に多い！

☐ 二酸化炭素の屋内基準は（0.1）%である。

☐ 一酸化炭素は（不完全燃焼）の際などに発生し（ヘモグロビン）との結合力が強い。

☐ 大気汚染物質のうち発生源が主に工場であるのは（硫黄酸化物）であり、自動車が主な発生源となるのは一酸化炭素と（窒素酸化物）である。

☐ 大気汚染の影響は、（呼吸器）障害として現れることが多い。

☐ 光化学オキシダントとは、いわゆる光化学スモッグの原因となるもので、炭化水素類と（窒素酸化物）が（紫外線）によって反応し生成したものである。

☐ 大気中に漂う粒子状物質のうち、粒子径が10ミクロン以下のものを（浮遊粒子状）物質という。

☐ 浮遊粒子状物質（SPM）より粒子が小さく、肺の深部にまで入りやすく、現在問題になっているのは（PM2.5）である。※（PM2.5）＝（微小粒子状物質）

☐ 人が飲むために供給される水が（上水）で、わが国の上水道普及率は平成26年度で約（98）%である。

☐ 上水は自然界の水を浄化し得られ、浄化は（取水）→（貯水）→（浄水）→（送水）→（配水）の順に行われる。

☐ 浄水は（沈殿）・（濾過）・（消毒）の過程を経て行われる。

☐ 水道水の消毒には、安価で強力な（塩素）が用いられる。上水道水は、給水栓末端で（遊離残留塩素濃度）を0.1ppm以上含んでいなければいけない。

☐ 水道法による水質基準で、水道水中に検出されてはならないと規定されているのは、（大腸菌）群のみである。

- ☐ 人の生活や事業に伴う排水および雨水を（下水）といい、わが国の下水道普及率は平成27年で約（78）％である。

- ☐ 下水処理法は嫌気微生物を利用した（嫌気的処理法）と好気微生物を利用する（好気的処理法）の2つに大別できる。

- ☐ わが国で広く普及している下水処理法は（好気的）処理法である（活性汚泥）法である。

- ☐ 下水道の管理は（市町村）が行う。

- ☐ 水質汚濁の指標

DO	（溶存酸素量）	値が高いと（きれい）
BOD	（生物学的酸素要求量）	値が高いと（汚染されている）
COD	（化学的酸素要求量）	値が高いと（汚染されている）
SS	（浮遊物質）	値が高いと（汚染されている）

- ☐ 廃棄物処理において、廃棄物の減量化と（リサイクル）の推進は重要である。

- ☐ 一般廃棄物の処理責任は（市町村）である。

- ☐ 産業廃棄物の処理は（事業者）の責任となっている。

- ☐ 医療廃棄物は、（特別管理廃棄物）として厳しい扱いを定めている。

- ☐ 血液等が付着したガーゼ等は（感染性一般廃棄物）として、注射針やメスは（感染性産業廃棄物）として扱われる。

- ☐ 感染性廃棄物を保管する容器には（バイオハザード）マークを付けるよう定められている。

- ☐ 温熱条件の要素は（気温）、（気湿）、（気流）、（輻射熱）の4つである。

アウグスト乾湿度温度計	（温度）と（湿度）
アスマン通風乾湿温度計	（温度）と（湿度）
カタ寒暖計	（気流）
黒球温度計	（輻射熱）

- ☐ 感覚温度は（気温）、（湿度）、（気流）を組み合わせた総合的な温熱の尺度である。

- ☐ 不快指数に必要な測定は（気温）と（気湿）である。

- ☐ ヒトは、音圧レベルで（0～120）dB、周波数で（20～20000）Hzの音を可聴できる。

- ☐ （130）dB位になると耳に疼痛を感じ（鼓膜損傷）の恐れがある。

- [ ] （85）dB以上の騒音に繰り返し曝露されると（騒音性難聴）が起こる。

- [ ] 電磁波は被照射物を電離する性質をもつ（電離放射線）と電離しない（非電離放射線）に分けられる。

電離放射線	（α線）、（β線）、（中性子線）、（γ線）、（X線）
非電離放射線	（可視光線）、（赤外線）、（紫外線）、（電波）

- [ ] 化学物質などが生物内に取り込まれて、小生物から大生物に移動し（食物連鎖）によって、上位の捕食者に移動し濃度が高くなっていくことを（生物濃縮）という。

- [ ] 温室効果ガスには（二酸化炭素）、（メタンガス）、（フロンガス）などがある。

- [ ] 京都議定書は、1997年に京都で（CO_2）の排出削減を決めたものである。その後参加国すべてが削減に取り組む（パリ）協定が2015年に採択された。

- [ ] 成層圏のオゾン層の破壊は、（フロン）ガスが原因であり、その結果として紫外線の地表への照射量が増加し、人体への影響として（皮膚がん）の増加が懸念される。

- [ ] モントリオール議定書は、（フロンガス）の排出規制を決めたものである。

- [ ] フロンによってオゾン層が破壊されると（オゾンホール）が形成される。

- [ ] 硫黄酸化物や窒素酸化物が雨と共に地表に降下したものが（酸性雨）と呼ばれ、森林や湖沼などの生態系に影響を与えている。

- [ ] 森林資源の大量消費により（熱帯雨林）の減少が問題となっている。

- [ ] 家畜の放牧や薪炭材の過剰な採取は、（砂漠化）の原因とされている。

- [ ] 典型7公害とは、（大気汚染）、（水質汚濁）、（土壌汚染）、（地盤沈下）、（騒音）、（振動）、（悪臭）である。

- [ ] 水質汚濁によって住民の健康障害が発生した事例として熊本県で発生した（熊本水俣）病、阿賀野川流域で発生した（新潟水俣）病が挙げられる。これらは工場排水中の（メチル水銀）が原因であった。

- [ ] 富山県神通川流域で発生した（イタイイタイ）病は、腎障害や（骨軟化症）を起こす公害病の一つであり、その原因は（カドミウム）であった。

- [ ] 石油コンビナートからの大気汚染で有名な公害事件は、（四日市喘息）である。

Column 2

温度には最低温度があるのか？
絶対温度 T（K）vs セルシウス温度 t（℃）

　絶対零度とは、力学的エネルギーの総和がゼロであり、物質を構成するすべての原子分子の運動（並進、振動、回転）がフリーズする温度である。温度として水の1気圧における融点を0℃とし、沸点を100℃として、その100等分を1℃とするのが、摂氏（セルシウス温度）である。水という特定の物質の物性に基づくものである。

　「子どもに熱があるない、この水は熱い冷たい、今日は暑い寒い」とはこの「温度」を用いて客観的に表現される。

　この場合のように相対温度を問題にする場合はセルシウス温度でもよいが、物理量を問題にする場合、力学的エネルギーがゼロで温度がゼロとなる絶対温度Tを用いるのが自然である。

　絶対温度Tは、1モル（6×1023個の分子）の分子のもつエネルギー量の平均値を表す指標である。絶対温度T（K）と摂氏 t（℃）には、T（K）＝ 273.15 ＋ t（℃）の関係がある。

　ここで現れた273.15という値は何だろうか？

　シャルルの法則によれば、圧力一定の下で気体の温度を1℃上昇させると体積が1/273.15だけ増加する。この逆に温度を下げると気体の体積がゼロとなる点が存在することが分かった。負の体積は存在しないので、摂氏温度の下限として-273.15℃の存在が発見された。

MEMO

4 ▶環境と健康 Q&A

Question	Answer
1 人を取り巻く有形無形の外部条件を環境といい、友人や家族も環境の1つである。	**1** ☐ ○
2 二酸化炭素は空気の成分中で3番目に多い。	**2** ☐ × : 3番目はアルゴン
3 二酸化炭素の屋内基準は0.03%である。	**3** ☐ × : 0.1%
4 室内空気の汚染の標準には二酸化炭素が使われる。	**4** ☐ ○
5 大気中の酸素量は約21%である。	**5** ☐ ○
6 大気中で最も多いのは窒素である。	**6** ☐ ○ : 約78%を占める
7 二酸化窒素は光化学オキシダントの原因物質である。	**7** ☐ ○
8 PM2.5は浮遊粒子状物質と呼ばれる。	**8** ☐ × : 微小粒子状物質と呼ばれる。
9 窒素酸化物は自動車が主な発生源となる。	**9** ☐ ○
10 現在のわが国の上水道普及率は90%を下回る。	**10** ☐ × : 平成26年度で約98%
11 上水道給水栓末端における遊離残留塩素濃度は0.1ppm以上を基準とする。	**11** ☐ ○
12 水道法による水質基準では、水道水中に一定数以下であれば大腸菌が検出されても良い。	**12** ☐ × : 検出されてはならない。
13 水道の塩素消毒によりトリハロメタンが生成され発癌性の問題がある。	**13** ☐ ○
14 わが国の下水道普及率は90%を超える。	**14** ☐ × : 平成27年で約78%
15 下水道の管理は都道府県が行う。	**15** ☐ × : 都道府県 → 市町村
16 わが国で広く普及している下水処理法は活性汚泥法である。	**16** ☐ ○
17 CODとは生物学的酸素要求量のことである。	**17** ☐ × : CODは化学的酸素要求量
18 DOとは浮遊物質のことである。	**18** ☐ × : DOは溶存酸素量

19	溶存酸素量（DO）が大きいほど水の汚れが大きい。	19 □	×：汚れが小さい。
20	化学的酸素要求量（COD）が高いほど汚染度が高くなる。	20 □	○
21	一般廃棄物の責任者は市町村である。	21 □	○
22	注射針は感染性一般廃棄物として扱う。	22 □	×：感染性産業廃棄物として扱う。
23	気流はアスマン通風乾湿温度計で測定できる。	23 □	×：気流はカタ寒暖計
24	アスマン通風乾湿温度計は温度と湿度の測定が可能である。	24 □	○
25	感覚温度は気温、湿度、輻射熱を組み合わせた総合的な温熱の尺度である。	25 □	×：輻射熱 → 気流
26	85dB位になると耳に疼痛を感じ鼓膜損傷の恐れがある。	26 □	×：85dB → 130dB
27	85dB以上の騒音に繰り返し曝露されると騒音性難聴が起こる。	27 □	○
28	赤外線、紫外線、電波は電離放射線である。	28 □	×：電離放射線 → 非電離放射線
29	温室効果ガスには二酸化窒素、メタンガス、フロンガスなどがある。	29 □	×：二酸化窒素 → 二酸化炭素
30	成層圏のオゾン層の破壊はフロンガスが原因である。	30 □	○
31	オゾン層破壊により紫外線の地表への照射量が増加し、皮膚がんの増加が懸念される。	31 □	○
32	酸性雨の主原因は二酸化炭素である。	32 □	×：硫黄酸化物や窒素酸化物
33	現在の地球環境の問題として「砂漠の増加」などがあげられる。	33 □	○
34	砂漠化の原因に酸性雨がある。	34 □	×：砂漠化は過放牧、薪炭材の過剰採取が原因
35	イタイイタイ病の原因は有機水銀である。	35 □	×：有機水銀 → カドミウム
36	イタイイタイ病は阿賀野川流域で発生した。	36 □	×：富山県神通川流域で発生

5 ▶産業保健・精神保健

産業保健

- ☐ 労働衛生対策の基本となる労働衛生3管理とは、（作業環境管理）、（作業管理）、（健康管理）のことである。

- ☐ 作業環境中の有害因子を除去または低下させることを（作業環境管理）という。

- ☐ 作業姿勢など作業そのものを管理することを（作業管理）という。

- ☐ 健康診断などで労働者の健康を管理することを（健康管理）という。

- ☐ 労働要因が主要な原因となって発生する疾患を（職業病）という。

- ☐ 業務上疾病者数を疾病分類別に見ると、1位は「負傷に起因する疾病」であり、その中で（災害性腰痛）が最多である。

- ☐ 労働条件の最低基準を定めた法は（労働基準）法である。

- ☐ 50人以上の労働者を使用する事業場は、非常勤の（産業医）を選任する必要がある。

- ☐ （労働安全衛生）法によって、有害因子を取り扱う業務に従事する労働者への（特殊健康診断）の実施が事業者に義務づけられている。

- ☐ じん肺の特殊健康診断は、（じん肺）法で義務づけられている。

- ☐ （熱中症）は高温条件下での障害で、けいれんや意識障害を起こす。

- ☐ 潜水夫が海面に急に浮上すると、体内で減圧による（窒素）の気泡化が起こり、小血管や神経の圧迫が出現するが、これを（減圧）症という。

- ☐ 騒音性難聴の初期の所見として（4,000）Hz付近での聴力低下がみられる。

- ☐ 電動のこぎり（チェーンソー）の手指への振動による障害で有名な疾患を（白ろう）病という。

- ☐ 酸欠とは、酸素濃度が（18）％未満になった状態をいう。

- ☐ （じん肺）とは、長期にわたって吸収した各種の粉じんが肺に沈着し、肺の組織に（繊維）化が生じてガス交換機能が障害される疾患である。

- ☐ じん肺の中でも石綿（アスベスト）によるものは問題で、（肺がん）や（悪性中皮腫）を続発する。

- ☐ 放射線障害には（晩発性）影響と（次世代）影響がある。

☐ 有機溶剤は、経気道的吸収が主であり、トルエン・キシレンによる障害は（中枢神経障害）、ベンゼンは（再生不良貧血）を生じる。

☐ VDT作業による健康障害には（眼精）疲労、（頸肩腕）障害などがある。

☐ トータル・ヘルスプロモーション・プラン（THP）は（労働安全衛生）法に規定され、（運動指導）、（保健指導）、（メンタル ヘルス）、（栄養指導）が行われる。

精神保健

☐ 地域における精神保健活動の第一線機関は（保健所）である。これを技術面で指導・援助する機関として都道府県ごとに（精神保健福祉センター）が設けられている。

☐ 統合失調症やうつ病など精神疾患と診断された者は（精神障害者）と呼ばれる。

☐ 精神障害者の社会復帰の相談に応じる専門職として国家資格の（精神保健福祉士）がいる。

☐ 精神障害者の入院で最も多いのは（統合失調症）であり、外来患者で多いのは（気分障害）である。

☐ 精神障害者の（措置）入院と（通院）医療には、その医療費の一部を公費負担する制度がある。

☐ 原因不明で、遺伝要因が大きく妄想や幻覚などが特徴の精神疾患は（統合失調症）である。

☐ （気分障害）では気分が異常に高揚した状態を（躁状態）、気分が沈み込み不安が強い状態を（鬱状態）といい、この両方かあるいはどちらかが周期的に現れる。

☐ 精神的要因の関与の特に大きい身体疾患を（心身症）という。

☐ 大災害や突発事件などに遭遇した後に生じる精神障害を（心的外傷後ストレス障害（PTSD））という。

☐ 適応障害とは強いストレス因子に対して（抑うつ）、（不安感）などの精神症状や（動悸）、（不眠）、腹痛などの身体症状が生じる精神疾患である。

☐ 精神保健福祉法による入院形態には（任意入院）、（医療保護入院）、（措置入院）などがある。

☐ （任意入院）は（患者本人）の同意に基づく入院であり、我が国の精神障害者の最初に検討すべき入院形態である。

☐ 精神保健福祉法による入院形態のうち最も患者数が多い入院形態は（任意）入院である。

☐ （医療保護入院）は（精神保健指導医）による診察の結果、精神障害と診断され入院の必要があると認められた者を（保護者）の同意がある場合に、患者自身の同意がなくても入院させることができる。

☐ （措置入院）とは2人の（精神保健指定医）が診察により自傷他害の恐れがあると診断した場合に行われる入院である。

Question	Answer
1 労働衛生3管理とは、「作業環境管理」「作業管理」「人事管理」のことである。	**1** □ ×：人事管理 → 健康管理
2 作業環境中の有害因子を除去または低下させることを作業管理という。	**2** □ ×：作業管理 → 作業環境管理
3 施術所での白衣着用は作業環境管理に相当する。	**3** □ ×：作業環境管理 → 作業管理
4 労働時間の把握は作業管理に該当する。	**4** □ ○
5 職場における「作業姿勢の工夫」は作業管理に該当する。	**5** □ ○
6 環境モニタリングは作業管理である。	**6** □ ×：作業管理 → 作業環境管理
7 産業保健は保健所が担当する。	**7** □ ×：保健所 → 労働基準監督署
8 業務上疾病別件数で最も多いのはじん肺である。	**8** □ ×：じん肺 → 腰痛
9 労働条件の最低基準を定めた法は労働安全衛生法である。	**9** □ ×：労働安全衛生法 → 労働基準法
10 50人以上の労働者を使用する事業場は非常勤の産業医を選任する必要がある。	**10** □ ○
11 労働安全衛生法によって、有害業務の特殊健康診断が事業者に義務づけられている。	**11** □ ○
12 特殊健康診断は年に1回行われる。	**12** □ ×：6か月に1回行う。
13 振動障害ではレイノー現象がみられる。	**13** □ ○
14 振動工具を扱う作業はじん肺に関係する。	**14** □ ×：じん肺 → 白ろう病
15 アスベストは中皮腫を引き起こす。	**15** □ ○
16 潜函作業で難聴が起こる。	**16** □ ×：難聴 → 減圧症
17 騒音性難聴の初期の所見として2,000Hz付近での聴力低下がみられる。	**17** □ ×：2,000Hz → 4,000Hz
18 酸素濃度21%未満を酸欠という。	**18** □ ×：18%未満をいう。

19 ベンゼンは再生不良性貧血を引き起こす。	19 □○
20 頸肩腕障害はVDT作業と関係する。	20 □○
21 精神科病院の入院患者で多いのは気分障害である。	21 □×：気分障害 → 統合失調症
22 精神障害による外来で最も多いのは統合失調症である。	22 □×：統合失調症 → 気分障害
23 うつ病では考想伝播がみられる。	23 □×：考想伝播は統合失調症でみられる。
24 うつ病では罪責妄想がみられる。	24 □○
25 双極性障害はうつ病のことである。	25 □×：うつ病 → 躁うつ病
26 PTSDは日常のストレスが起因する。	26 □×：災害時や事故時のストレスが起因する。
27 統合失調症は以前、精神分裂病と呼ばれていた。	27 □○
28 適応障害では不安感などの精神症状や不眠などの身体症状が生じる。	28 □○
29 「自傷他害のおそれがある」場合は措置入院となる。	29 □○
30 措置入院は、精神障害者本人の同意に基づいた入院である。	30 □×：同意に基づかない。
31 任意入院では、保護者の同意が必要である。	31 □×：本人の同意が必要
32 任意入院は我が国の精神障害者の最初に検討すべき入院形態である。	32 □○
33 緊急措置入院は保護者の同意を必要とする。	33 □×：同意を必要としない。
34 医療保護入院は患者の意思により入院する。	34 □×：保護者の同意による入院
35 精神障害者の入院では、措置入院が最も多い。	35 □×：任意入院
36 入院受療率は精神障害が悪性新生物より高い。	36 □○
37 認知症では獲得された認知機能が損なわれている。	37 □○
38 精神保健指定医は入院に関与する。	38 □○

6 ▶母子保健・成人・高齢者保健

母子保健

- ☐ 母子保健対策を推進するため、（母子保健）法が昭和40年に制定された。

- ☐ 母子保健法では、（保健指導）、（健康診査）、医療、その他の措置が講じられる。

- ☐ 妊娠した者は、（市町村長）へ妊娠の届け出を行う義務があり、それによって（母子健康手帳）が交付される。

- ☐ 母子健康手帳には（健康記録）とともに（育児情報）が提供されている。

- ☐ 妊産婦健康診査、（乳幼児健診）、1歳6か月健診、（3歳児健診）は（市町村）が行う。

- ☐ 周産期死亡は（妊娠満22週以後の死産）と（生後1週未満の早期新生児死亡）を合わせたものをいう。

- ☐ 妊産婦死亡や周産期死亡の主な原因として（妊娠高血圧症候群）があり、その治療に対して（医療援助）が行われている。

- ☐ 生後1週未満の死亡を（早期新生児死亡）、生後1か月未満の死亡を（新生児死亡）という。

- ☐ 乳児死亡は（生後1年未満の死亡）で、通常（出生千）に対する比率で観察され（2.0）[※]と世界有数の（低）率国である。　※2016年

- ☐ 現在、乳児死亡の原因の1位は（先天奇形・変形および染色体異常）である。

- ☐ 原因不明の乳幼児の突然死を（乳幼児突然死症候群）という。

- ☐ 幼児死亡は幼児（1〜4歳）の死亡率のことで、該当年齢人口（10万）に対する比率で表す。

- ☐ 幼児死亡原因の第1位は（不慮の事故）である。

- ☐ 妊娠満（12週以降）の死児の出産を死産といい、（自然死産）と（人工死産）に分けられる。※人工死産（＞）自然死産

- ☐ （健やか親子21）は、21世紀の母子保健のビジョンであり、（健康日本21）の一翼を担う。

- ☐ 子供に対する虐待が増加しているため（児童虐待防止法）が制定された。

- ☐ 風疹ウイルスでは妊娠3ヶ月以内の妊婦が感染すると（眼症状）（心疾患）などの症状を示す（奇形児）が生まれる可能性が高い。

- ☐ サリドマイド系睡眠薬では（四肢の先天異常）が見られる。

成人・高齢者保健

- [ ] 第二次大戦後、我が国の主要死因および疾病構造は（感染性疾患）から、悪性新生物、心疾患、脳血管疾患などの（生活習慣病）に変化した。

- [ ] 主な生活習慣病には、（がん）、（糖尿病）、（高血圧症）、（脂質異常症）、（肥満）、（脳血管疾患）、（心疾患）などがある。

- [ ] ガン、心疾患、脳血管疾患などの生活習慣病に関する死因は、国民総死亡の（6）割以上を占めている。

- [ ] 生活習慣病の発症要因には（環境）要因、（遺伝）要因、（生活習慣）要因がある。

- [ ] 生活習慣には（食生活）、（運動）、（喫煙）、（飲酒）、（休養）などがある。

- [ ] 高齢者が要介護になる原因の第1位は（脳血管疾患）、第2位は（認知症）である。

- [ ] 生活の中でガンに寄与する要因で、食生活とタバコが約（60）％を占める。

- [ ] 最近、男女ともに多いがんは（肺がん）、（大腸がん）、（胃がん）である。

- [ ] 紫外線は（皮膚がん）の危険因子である。

- [ ] 悪性新生物の年齢調整死亡率は男女とも（減少）傾向にある。

- [ ] 虚血性心疾患のリスクファクターは（脂質異常症）、（高血圧）、（喫煙）（糖尿病）、（肥満）である。

- [ ] ウイルスが原因となって生じるガンには（子宮頸がん）、（肝がん）などが挙げられる。

- [ ] 死の四重奏と呼ばれるのは（肥満）、（高血圧症）、（糖尿病）、（脂質異常症）で、これらが重なった場合は死亡率が高くなる。

- [ ] 糖尿病に対する治療は、まず（食事）療法と（運動）療法である。

- [ ] 適度の飲酒と運動は（HDL）コレステロールを上昇させるという報告がある。

- [ ] 日本の高齢者の自殺率は諸外国と比較して（高）い。

- [ ] 老人保健法は廃止され、現在は（高齢者医療確保）法と改正されている。

- [ ] 高齢者医療確保法に基づき、40歳から74歳までの人については（特定健診）および（特定保健指導）が実施されている。

- [ ] 特定健康診査は（メタボリックシンドローム）に着目した健診である。

- [ ] 特定健診・特定保健指導は（医療保険者）にその実施を義務づけている。

- [ ] 後期高齢者医療制度の対象は、（75）歳以上の高齢者が対象である。

6 ▶母子保健・成人・高齢者保健 Q&A

Question	Answer

1 妊娠の届け出は都道府県知事に行う。

1 □ ×：都道府県知事 → 市町村長

2 母子健康手帳は市町村から交付される。

2 □ ○

3 妊娠した者には妊娠の届け出を行う義務がある。

3 □ ○

4 生後6か月未満の死亡を新生児死亡という。

4 □ ×：6ヵ月未満 → 1か月未満

5 生後1週未満の死亡を早期新生児死亡という。

5 □ ○

6 乳児死亡とは生後半年以内の死亡をいう。

6 □ ×：生後1年未満の死亡

7 通常、乳児死亡は人口千に対する比率で観察される。

7 □ ×：人口千 → 出生千

8 我が国の乳児死亡の原因の1位は乳幼児突然死症候群である。

8 □ ×：先天奇形・変形および染色体異常が1位

9 乳児死亡率はその国の健康水準を示す。

9 □ ○

10 新生児死亡数と比べ、早期新生児死亡数の方が多い。

10 □ ×：早期新生児死亡数は新生児死亡数に含まれるため、新生児死亡数の方が多い。

11 死産とは妊娠満22週以後の死児の出産をいう。

11 □ ×：12週以降

12 人工死産より自然死産の方が多い。

12 □ ×：人工死産の方が多い。

13 幼児死亡は1～4歳の死亡率のことである。

13 □ ○

14 幼児死亡は該当年齢人口千に対する比率で表す。

14 □ ×：該当年齢人口10万に対する比率

15 幼児死亡原因の第1位は先天奇形である。

15 □ ×：先天奇形 → 不慮の事故

16 妊産婦の死亡の主な原因は出血と妊娠高血圧症候群である。

16 □ ○

17 アザラシ肢症は遺伝性疾患である。

17 □ ×：サリドマイド系睡眠薬が原因

18 先天性風疹症候群は遺伝性疾患である。

18 □ ×：妊娠初期の母体の風疹感染が原因

19 フェニルケトン尿症は遺伝性疾患である。	**19** □ ○：フェニルケトン尿症は先天性の代謝異常
20 養育の放棄は児童虐待にはならない。	**20** □ ×：養育放棄は児童虐待にあたる。
21 妊娠3か月までの時期は、薬剤、X線、風疹などで胎児に異常が生じやすい。	**21** □ ○
22 母乳栄養は乳児の感染予防に役立つ。	**22** □ ○：IgA等を含むため
23 母乳と人工乳の成分は異なる。	**23** □ ○
24 特定健康診査はメタボ健診のことである。	**24** □ ○
25 メタボリックシンドロームは皮下脂肪症候群のことである。	**25** □ ×：皮下脂肪症候群 → 内臓脂肪症候群
26 腹囲はメタボリックシンドロームの判定項目に含まれる。	**26** □ ○
27 特定保健指導は特定健康診査後に必要に応じて行われる。	**27** □ ○
28 生活習慣病に関連する死因が国民総死亡の８割以上を占める。	**28** □ ×：６割以上
29 LDLコレステロールは虚血性心疾患の抑制因子である。	**29** □ ×：促進因子である。
30 「糖尿病」「高血圧症」「じん肺」等は生活習慣病である。	**30** □ ×：じん肺は職業病
31 乳がんの死亡率は横ばいである。	**31** □ ×：上昇している。
32 脳卒中は介護が必要になった原因の1位である。	**32** □ ○
33 脳卒中で一番多いのは脳出血である。	**33** □ ×：脳出血 → 脳梗塞
34 日本での糖尿病の多くは1型糖尿病である。	**34** □ ×：1型 → 2型
35 紫外線は皮膚がんの危険因子である。	**35** □ ○
36 日本の高齢者の自殺率は諸外国と比較して低い。	**36** □ ×：高い。
37 高齢者の結核患者数は減少している。	**37** □ ×：増加している。
38 後期高齢者とは65歳以上の者である。	**38** □ ×：65歳以上 → 75歳以上

▶感染症対策・消毒法

感染症対策

- [ ] 病原体が宿主の体内に侵入して増殖することを（感染）といい、発熱などの症状があらわれた場合を（感染症）という。

- [ ] 病原体が体内に侵入してから最初の症状があらわれるまでの期間を（潜伏期）という。

- [ ] 感染しても発病しないものを（不顕性）感染といい（日本脳炎）や（ポリオ）などが相当する。

- [ ] 感染症成立の3要因は（感染源）、（感染経路）、（感受性宿主）である。

- [ ] 病原体の種類

細菌	（コレラ）、（百日咳菌）、（破傷風）、（ボツリヌス）、（ジフテリア）、（結核）
ウイルス	（ヘルペス）、（日本脳炎）、（ポリオ）、（狂犬病）、（麻疹）、（風疹）、（エイズ）
真菌	（カンジダ）、（白癬菌）
原虫	（マラリア）、（トキソプラズマ）
リケッチア	（ツツガムシ病）、（発疹チフス）
クラミジア	（オウム病）、（トラコーマ）
スピロヘータ	（梅毒トレポネーマ）

- [ ] 動物からヒトに感染するような感染症を（人畜（獣）共通）感染症といい、（狂犬病）、（結核）、（日本脳炎）などがこれに相当する。

- [ ] 日本脳炎ウイルスは（コガタアカイエカ）によって媒介される。

媒介動物感染	（日本脳炎）、（ツツガムシ病）、（フィラリア）

- [ ] 垂直感染とは（母子感染）のことである。

- [ ] 感染症には、新たに出現した（新興感染症）や、再び増える恐れのある（再興感染症）がある。

新興感染症	（エイズ）、（鳥インフルエンザ）、（SARS）、（エボラ出血熱）
再興感染症	（結核）、（コレラ）、（マラリア）

- [ ] 天然痘（痘そう）は地球上から（根絶）されている。

- [ ] 感染力が弱い病原体が、感染に対して抵抗力が低下しているヒトへ感染することを（日和見感染）という。

- [ ] （検疫感染症）は病原体の海外からの侵入阻止を目的としている。

□ 感染症法では（1類）〜（4類）感染症および（新型）インフルエンザと診断した場合、最寄りの（保健所）を経由し（都道府県知事）に届け出る『医師の届出義務』や『入院』などの対応が定められている。

□ 感染症の類型（1類〜3類まで）

類型	対象疾患
1類 （7疾患）	（エボラ出血熱）、（クリミア・コンゴ出血熱）、（南米出血熱）、（ペスト）、（マールブルグ病）、（ラッサ熱）、（痘瘡）
2類 （7疾患）	（結核）、（急性灰白髄炎）、（ジフテリア）、（重症急性呼吸器症候群（SARS））、（鳥インフルエンザ（H5N1））、（鳥インフルエンザ（H7N9））、（中東呼吸器症候群（MERS））
3類 （5疾患）	（コレラ）、（細菌性赤痢）、（腸管出血性大腸菌感染症）、（腸チフス）、（パラチフス）

□ 肝炎ウイルスの（A）型は、飲食物を介して経口感染する。

□ 肝炎ウイルスの（B）型と（C）型は、慢性肝炎、肝硬変、さらには肝癌になることもある。

□ （結核）は空気感染し、かつては国民病といわれた。現在も年間約2万人もの発生があり、罹患率は欧米諸国の数倍で、特に（高齢者）が占める割合が大きい。

□ 性的接触により感染するものを総じて（性感染症）といい、代表的なものに（エイズ）がある。

□ 院内感染において、抗生物質の効かない細菌、すなわち（薬剤耐性菌）の出現が問題になっている。

□ 薬剤耐性菌の代表的なものに（メチシリン耐性黄色ブドウ球菌（MRSA））や（バンコマイシン耐性腸球菌（VRE））などがある。

□ すべての患者の血液や分泌物などの湿性生体物質は感染の危険があると考え対応する感染予防策を（スタンダードプリコーション（標準予防策））といい、（手洗い）や（手袋、マスク、ガウンの着用）などが推奨されている。

□ 院内感染予防の基本となるのは、スタンダードプリコーション（標準予防策）と（感染経路別予防策）を順守することである。

□ 宿主の感受性対策には（予防接種）や（免疫グロブリン）の使用などが有効である。

□ 予防接種には予防接種法が規定する（勧奨接種）と法律によらない（任意接種）がある。

☐ ワクチンには、弱毒病原体を用いた（生ワクチン）、病原体を殺し感染性をなくした（不活化ワクチン）、細菌が産生する毒素を抽出し無毒化した（トキソイド）などがある。

弱毒生ワクチン	（風疹）、（麻疹）、（結核）、（水痘）、（流行性耳下腺炎）、（ポリオ）
不活化ワクチン	（日本脳炎）、（狂犬病）、（インフルエンザ）、（A・B型肝炎）、（百日咳）
トキソイド	（ジフテリア）、（破傷風） ※トキソイドは広義の不活化ワクチンに含まれる。

消毒法

☐ 病原微生物をある程度減らし感染を防止することを（消毒）、すべての微生物を死滅させることを（滅菌）という。

☐ 微生物の増殖を抑制し腐敗を防ぐことを（防腐）といい、（冷蔵）や（塩漬け）などがこれにあたる。

☐ 消毒は熱や光を利用する（理学的方法）と消毒薬などによる（化学的方法）に大別される。

☐ 日光消毒は日光に含まれる（赤外線）や（紫外線）を利用する消毒法である。

☐ 乾熱滅菌法は（160℃/2時間）～（190℃/30分）の条件で行う。

☐ 高圧蒸気滅菌法は高圧蒸気釜（オートクレーブ）を用いる方法で、一般に（121）℃、（2）気圧、（20）分の条件で行う。

☐ 低温消毒法は（65℃）前後の温度で（30）分以上の条件で行う消毒法で、（牛乳）や（ワイン）などの消毒に利用される。

☐ 煮沸法では（100°C）のお湯で（15）分間以上加熱する。

☐ ガス滅菌法は（エチレンオキサイドガス）を流通させ微生物を殺滅する方法で、（耐熱性）のない製品などに用いられるが、滅菌後の（残留ガス）などに注意を要する。

☐ 消毒薬

	消毒薬	一般細菌	結核菌	芽胞	真菌	ウイルス	
高	グルタラール	◯	◯	◯	◯	◯	（人体に使用不可）
中	次亜塩素酸ナトリウム	◯	×	△	◯	◯	（金属腐食性有り）
	ポビドンヨード	◯	△	△	△	◯	（B肝ウイルスには無効）
	エタノール	◯	◯	×	△	△	（効果：70%＞100%）
低	逆性石鹸	◯	×	×	◯	△	（普通石鹸併用で効果低下）
	クロルヘキシジン	◯	×	×	△	×	

MEMO

▶感染症対策・消毒法 Q&A

Question	Answer
1 患者の隔離は感染経路対策である。	**1** □×：感染経路対策 → 感染源対策
2 手洗いは経口感染の予防に有効である。	**2** □○
3 マスクは感受性宿主対策である。	**3** □×：感受性宿主対策 → 感染経路対策
4 予防接種は感染源対策である。	**4** □×：感染源対策 → 感受性宿主対策
5 潜伏期は感染症成立の3要因ではない。	**5** □○
6 破傷風の感染源は主に土壌である。	**6** □○
7 ポリオは蚊が媒介する感染症である。	**7** □×：ポリオは経口感染する。
8 フィラリアは媒介動物感染である。	**8** □○
9 母子感染は水平感染である。	**9** □×：水平感染 → 垂直感染
10 B型肝炎は垂直感染を起こす。	**10** □○
11 A型肝炎ウイルスは空気感染する。	**11** □×：空気感染 → 経口感染
12 MRSAは院内感染で問題となる。	**12** □○：他にバンコマイシン耐性腸球菌やインフルエンザ、結核なども問題となる。
13 院内感染対策として破傷風は優先度が低い。	**13** □○
14 エイズや鳥インフルエンザは再興感染症の例である。	**14** □×：再興感染症 → 新興感染症
15 マラリアはウイルスによる感染症である。	**15** □×：マラリアは原虫感染症
16 百日咳菌や破傷風はウイルスによる感染症である。	**16** □×：百日咳菌や破傷風は細菌
17 カンジダや白癬菌は真菌感染症である。	**17** □○
18 ツツガ虫病は寄生虫による感染症である。	**18** □×：ツツガ虫病はリケッチア
19 オウム病はウイルスによる感染症である。	**19** □×：オウム病はクラミジア

20	コレラはスピロヘータによる感染症である。	20 □ ×：コレラは細菌感染
21	ポリオは地球上から根絶されている。	21 □ ×：天然痘（痘そう）は根絶されたが、ポリオは根絶されていない。
22	エボラ出血熱は感染症法2類に属する。	22 □ ×：エボラ出血熱は1類
23	急性灰白髄炎は感染症法1類に属する。	23 □ ×：急性灰白髄炎は2類
24	ジフテリアは感染症法3類に属する。	24 □ ×：ジフテリアは2類
25	腸管出血性大腸菌感染症は感染症法3類に属する。	25 □ ○
26	重症急性呼吸器症候群（SARS）は感染症法1類に属する。	26 □ ×：重症急性呼吸器症候群は2類
27	コレラは感染症法2類に属する。	27 □ ×：コレラは3類
28	弱毒病原体を用いたワクチンを不活化ワクチンという。	28 □ ×：生ワクチン
29	麻疹のワクチンは不活化ワクチンである。	29 □ ×：生ワクチン
30	結核は不活化ワクチンを使用する。	30 □ ×：生ワクチン
31	日本脳炎のワクチンは不活化ワクチンである。	31 □ ○
32	日本脳炎はトキソイドワクチンが使われる。	32 □ ×：日本脳炎は不活化ワクチン
33	すべての微生物を死滅させることを消毒という。	33 □ ×：消毒 → 滅菌
34	低温消毒法は牛乳やワインなどの消毒に利用される。	34 □ ○
35	最も確実な滅菌法は高圧蒸気滅菌法である。	35 □ ○
36	煮沸法は芽胞に有効である。	36 □ ×：芽胞の滅菌は困難
37	ポビドンヨードは皮膚の消毒に利用できない。	37 □ ×：利用できる。
38	グルタラールは人体に使用不可である。	38 □ ○
39	次亜塩素酸ナトリウムは金属に使用できない。	39 □ ○：金属腐食性がある。
40	スタンダードプリコーションとは標準的予防策のことである。	40 □ ○

8 ▶疫学・保健統計・国際保健

疫学

☐ 集団における健康障害を観察し、その発生要因を明らかにする研究方法を（疫学）という。

☐ 疫学の3大要因は（病因）、（宿主）、（環境）である。

☐ 疫学研究は観察研究と（介入研究）に大別され、観察研究は（記述疫学）と（分析疫学）に分けられる。

☐ 対象者全員を調べる方法を（全数or悉皆）調査といい、全集団から一部を抽出して調査することを（標本）調査という。

☐ 全数（悉皆）調査は（時間）と（費用）に問題がある。

☐ コホート（要因対照）研究は（前向き）研究と、患者（症例）対照研究は（後ろ向き）研究といわれる。

☐ コホート（要因対照）研究は、観察期間が（長）いが、情報の信頼度は（高）い、ただし稀な疾患研究には適さない。

☐ 患者（症例）対照研究は、労力と費用の点において（少な）いが、バイアスが生じやすく、コホート（要因対照）研究に比べ信頼性が（低）い。

☐ コホート研究（要因対照研究）では、（相対危険度）と（寄与危険度）が算出できる。

☐ 患者（症例）対照研究では（相対危険度）は算出できないのでオッズ比が用いられる。

☐ 介入研究では（ 無作為化（ランダム化）比較 ）試験が最も信頼性が高い手法である。

保健統計

☐ 我が国では、5年に一度、全数調査である（国勢調査）が施行される。

☐ 国勢調査は、調査年の（10）月（1）日午前0時のいわば静止した一時点における調査であるため（人口静態統計）である。

☐ （人口ピラミッド）とは人口の構造を性別、年齢別にグラフにしたもので、現在の日本は2つのふくらみをもつ（つぼ）型といわれる。

☐ 現在、我が国の人口は（減少）傾向である。

☐ 多産多死から（多産少死）を経て、少産少死にいたる生死の数的変化の現象を（人口転換）という。

- ☐ 1年間に発生した（出生）、（死亡）、（婚姻）、（離婚）などに関する統計を人口動態統計という。

- ☐ 人口を3区分した場合、0〜14歳を（年少）人口、15歳〜64歳を（生産年齢）人口、65歳以上を（老年）人口という。

- ☐ 老年人口指数は（老年人口）÷（生産年齢人口）×100で示される。

- ☐ 老年化指数は（老年人口）÷（年少人口）×100で示される。

- ☐ （粗）出生率は『（1年間の出生数）÷人口×（1000）』で求められる。

- ☐ 一人の女性が一生の間に産む子どもの数を（合計特殊出生率）という。

- ☐ （再生産率）は、合計特殊出生率の女児だけについて求めた指標である。

- ☐ （粗）死亡率は『（1年間の死亡数）÷人口×（1000）』で求められる。

- ☐ 観察集団の人口規模が大きい場合の死亡率を比較する際、年齢構成の違いを基準人口で調整した死亡率を（年齢調整死亡率）という。

- ☐ 50歳以上の死亡数の全死亡総数に対する割合を（PMI）といい、死亡率の国際比較に用いられる。

- ☐ 平成26年のわが国の死因順位の第1位から第5位は順に（悪性新生物）、（心疾患）、（肺炎）、（脳血管疾患）、（老衰）である。

- ☐ 3年に1回行われる（患者調査）から健康指標である受療率が、毎年実施される（国民生活基礎調査）から有訴者率が得られる。

国際保健

- ☐ WHOは（World Health Organization）の略で世界的な保健機関である。（ジュネーブ）に本部が設置されている。

- ☐ WHOの活動として（感染症対策）、（世界各国の衛生統計）、（水質などの基準作成）、（医薬品供給）、（技術協力）、（研究開発）などがあげられる。

- ☐ 民間のシンクタンクである（ローマ・クラブ）は（成長の限界）という本を著し、『経済成長には限界がある』という警告を発した。

- ☐ 二国間医療協力の中で、行政上の調整や技術の情報交換などを行い、自国の向上を目的にするものを（国際交流）という。

- ☐ 二国間医療協力のうち、人的、物的、技術的資源を提供し、相手国の向上を主眼にするものを（国際協力）という。

- ☐ JICAは（国際協力事業団）、ODAは（政府開発援助）の略である。

Question	Answer
1 全集団から一部を抽出して調査することを悉皆調査という。	**1** □ ×：悉皆調査 → 標本調査
2 悉皆調査は標本調査に比べ時間が短縮できる。	**2** □ ×：時間がかかる。
3 患者調査や国民生活基礎調査は標本調査である。	**3** □ ○
4 コホート研究は前向き研究と言われる。	**4** □ ○
5 コホート研究の情報信頼度は低い。	**5** □ ×：高い。
6 コホート研究ではバイアスの影響を受けやすい。	**6** □ ×：受けにくい。
7 コホート研究ではオッズ比が算出される。	**7** □ ×：オッズ比は患者（症例）対照研究で算出
8 コホート研究は稀な疾患の研究には適さない。	**8** □ ○
9 患者（症例）対照研究は、労力と費用の点において少ない。	**9** □ ○
10 我が国の国勢調査は標本調査である。	**10** □ ×：標本調査 → 全数調査
11 我が国の国勢調査は10年に1回行われる。	**11** □ ×：5年に1回
12 国勢調査は人口静態統計である。	**12** □ ○
13 人口ピラミッドは年齢別の人口を表わしたものである。	**13** □ ○
14 現在の日本の人口ピラミッドは「ピラミッド型」である。	**14** □ ×：「ピラミッド型」→「つぼ型」
15 日本は現在、超少子高齢社会である。	**15** □ ○
16 1年間の出生、死亡、婚姻、離婚に関する統計を人口静態統計という。	**16** □ ×：人口静態統計 → 人口動態統計
17 20歳～64歳の人口を生産年齢人口という。	**17** □ ×：20歳～64歳 → 15～64歳
18 日本の生産年齢人口は減少している。	**18** □ ○

19 年少人口と老年人口を合わせ、従属人口という。　　　**19** □ ○

20 （粗）出生率は『（1年間の出生数）÷人口×
10000』で求められる。　　　　　　　　　　　　**20** □ ×：10000 → 1000

21 一人の女性が一生の間に産む子どもの数を合計特
殊出生率という。　　　　　　　　　　　　　　　**21** □ ○

22 現在の日本の合計特殊出生率は2.0を超えている。　**22** □ ×：2017年度で1.43

23 再生産率の値は合計特殊出生率の値より大きい。　**23** □ ×：小さい。

24 日本のPMIは大きい。　　　　　　　　　　　　　**24** □ ○

25 患者調査から受療率が得られる。　　　　　　　　**25** □ ○

26 有訴者率は患者調査から得られる。　　　　　　　**26** □ ×：患者調査 → 国民生活基礎調査

27 通院者率は国民生活基礎調査で得られる。　　　　**27** □ ○

28 有訴者率の最も高いのは肩こりである。　　　　　**28** □ ×：肩こり → 腰痛

29 わが国の死因順位の第1位は悪性新生物である。　**29** □ ○

30 WHOの本部はニューヨークに設置されている。　**30** □ ×：ニューヨーク
　　　　　　　　　　　　　　　　　　　　　　　　　　　→ ジュネーブ（スイス）

31 保健統計の収集は世界保健機関（WHO）の活動の
1つである。　　　　　　　　　　　　　　　　　　**31** □ ○

32 二国間医療協力の中で、行政上の調整や技術など
の情報交換などを行い、自国の向上を目的にする
ものを国際協力という。　　　　　　　　　　　　**32** □ ×：国際協力 → 国際交流

33 JICAは政府開発援助のことである。　　　　　　　**33** □ ×：政府開発援助 → 国際協力事業団

34 国際協力機構（JICA）は二国間協力に関する事業
に携わっている。　　　　　　　　　　　　　　　**34** □ ○

35 世界保健機関(WHO)は世界各国の労働条件の改善
などの活動を行う。　　　　　　　　　　　　　　**35** □ ×：世界の労働者の労働条件と生活水
　　　　　　　　　　　　　　　　　　　　　　　　　　　準の改善は国際労働機関（ILO）
　　　　　　　　　　　　　　　　　　　　　　　　　　　の活動である。

MEMO

216

鍼灸国試 でるポとでる問

PART 5 関係法規

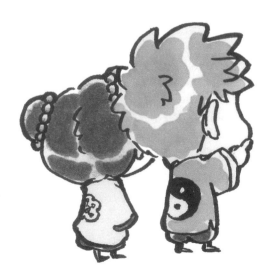

1 ▶ 法の体系・あはき法の成立

法の体系

- ☐ 法とは（国家権力）によって遵守することを強制されている（社会規範）のことで、法規などの（成文法）と慣習法と判例法などの（不文法）がある。

- ☐ 国が定める法規範は必ず文章で記されており、これを（成文法）という。

- ☐ 文章で表されていないが、成文法を補充する法的性質が求められているものを（不文法）という。

- ☐ 成文法は優劣順に（憲法）、（条約）、（法律）、（命令）、（地方自治体の条例・規則）がある。

- ☐ 不文法には、一定の期間にわたって社会で法たる確信が得られ認められた（慣習法）や、裁判の判決例に基づき、のちの裁判を拘束する（判例）などがある。

- ☐ 日本国憲法は基本的人権や国の組織および活動に関する基本的な事項を定めた（最高法規）である。

- ☐ 法律の発議は（内閣）や（国会議員）からされる。

- ☐ 条約は（国際）間の成文法である。

- ☐ 命令には内閣が出す（政令）、各省庁が出す（省令）や（施行規則）があり、法律と併せて（法令）と呼ばれる。

- ☐ 地方自治体が議会の決議を経て制定し、その自治体のみでの規範を（条例）という。

- ☐ （公法）は、国と自治体間や国家機関と個人などの関係を定めたものである。

- ☐ 公法には、憲法や刑法、行政法、（あはき師）法などがある。

- ☐ （私法）は、私人間の関係を制定したもので、（民）法や（商）法などがある。

- ☐ 権力や義務の発生、消滅を規定する法を（実体法）といい、（民法）、（商法）、（刑法）などが相当する。

- ☐ 実体法の効力を実現させるための手続を定めた法を（手続法）といい、（民事訴訟法）や（刑事訴訟法）が相当する。

あはき法の成立

- ☐ 明治44年、内務省令の営業取締規則で全国一律の（営業免許）となる。

- ☐ 昭和22年、あはき柔整等営業法で医師と同じ（身分免許）となる。

1 ▶法の体系・あはき法の成立 Q&A

Question	Answer

1 成文法は文章で表されていないものをいう。

1 ☐ ×：不文法

2 国の定める法体系は文章で示される「成文法」である。

2 ☐ ○

3 不文法には慣習法、判例、条例がある。

3 ☐ ×：条例は成文法

4 慣習法は裁判の判決例によって、のちの裁判を拘束するものである。

4 ☐ ×：慣習法 → 判例

5 国の最高法規は「憲法」で、改正は難しく今まで1度もない。

5 ☐ ○

6 「条約」は国際信義に関わるため、憲法に準ずるものである。

6 ☐ ○

7 条約を結ぶのは相手国の他、国際機関との場合もある。

7 ☐ ○

8 成文法は優劣順に、憲法＞法律＞条約＞命令＞地方自治体の条例・規則である。

8 ☐ ×：憲法＞条約＞法律＞命令＞地方自治体の条例・規則

9 命令は、政令、府令、規則の3つから成る。

9 ☐ ×：政令、府令、省令、規則の4つ

10 「法律」は省庁で作られるので、憲法の内容と異なる場合がある。

10 ☐ ×：国会の議決、憲法の内容に従う。

11 法律の発議は内閣や国会議員からされる。

11 ☐ ○

12 政令は内閣総理大臣が制定する。

12 ☐ ×：内閣総理大臣 → 内閣

13 省令は各省大臣が制定する。

13 ☐ ○

14 条例は国の法である。

14 ☐ ×：国の法 → 地方公共団体の法

15 あはき師法は私法である。

15 ☐ ×：私法 → 公法

16 民法は公法である。

16 ☐ ×：公法 → 私法

17 公法には、憲法や刑法、行政法などが含まれる。

17 ☐ ○

18 あはき師の施術は、医師が行う医業の一部を免許範囲内に限定し解除したものである。

18 ☐ ○

2 ▶免許

☐ 業とは（公衆または特定多数人）を対象に（反復継続）の意思を示し、施術行為が行われることで、（料金）の有無は関係ない。

☐ （相対的欠格事由）とは「該当する者には免許を与えないことがある要件」のことである。

相対的欠格事由
①（精神障害）など（心身の障害）により、業が適正に行えないと認定された者 ②（麻薬・大麻・あへん）の中毒者 ③（罰金刑以上）に処せられた者 ④あはきの業務に関し、犯罪や不正行為があり（行政罰）に処せられた者 これらに該当した場合、厚労省の判断で（免許を与えない）または（免許取り消し）となることがある。

☐ 免許の申請は①（合格証書）の写し（但し合格年に手続きをする時は受験番号の記入だけでよい）②（戸籍）の謄本か抄本、または記載のある住民票の写し③欠格事由に関わる特定の（診断書）を添えて（厚生労働大臣）に提出する。

☐ 免許交付とは（財団の施術者名簿）に登載された時をいう。

☐ はり師、きゅう師の業務開始は（名簿に登録）されたときからである。

☐ 免許証を破り、汚し、失った場合は免許の（再交付）を申請でき、再交付申請書は（厚生労働大臣）に提出する。

☐ 免許証の紛失で再交付を受けた後に出てきた時は、免許証を（5）日以内に（厚生労働大臣）に返納する。

☐ 「本籍の都道府県」「氏名」「生年月日」など、免許証の記載事項に変更が生じた場合は（書換え交付）の申請ができる。また、「本籍の都道府県」「氏名」「生年月日」「性別」を変更した場合は（30）日以内に施術者名簿の訂正申請をしなければならない。

☐ 名簿への登載は①（登録番号と年月日）②（本籍の都道府県）③（氏名と年月日）④（性別）⑤（合格の年・月）⑥（処分）に関する事項⑦（再免許）の場合はその旨⑧（書き換え交付）と（再交付）に関する事項⑨（消除）に関する事項である。

☐ 名簿登録の（消除）を申請した場合、免許を取り消された場合、免許証の（書換交付）や再交付後に免許が見つかった場合は免許証を返納しなければならない。

2 ▶免許 Q&A

	Question		Answer
1	業には料金の有無は関係ない。	**1**	☐ ○
2	あはき師法において「罰金刑以上に処せられた者」は相対的欠格事由の１つである。	**2**	☐ ○
3	あはき師法において「自己破産した者」は相対的欠格事由の１つである。	**3**	☐ ×：自己破産は該当しない。
4	あはき師法において「療養費の不正請求で行政罰を受けた場合」は欠格事由となる。	**4**	☐ ○：「あはきの業務に関し、犯罪や不正行為があり（行政罰）に処せられた者」に該当する
5	あはき師法において、欠格事由の該当・非該当の決定は研修試験財団が行う。	**5**	☐ ×：厚労省が決定する。
6	あはき師の免許交付後も、欠格事由に該当すれば取り消しとなる。	**6**	☐ ○
7	都道府県知事はあはき師の免許を取り消す権限をもつ。	**7**	☐ ×：都道府県知事 → 厚生労働大臣
8	あはき師の免許交付とは、財団の施術者名簿に登載された時をいう。	**8**	☐ ○
9	名簿には現住所や出身校も載せられている。	**9**	☐ ×：これらは載っていない。
10	本籍地や氏名が変わった場合は30日以内に届け出、書き換え交付を受けなければならない。	**10**	☐ ×：30日以内に施術者名簿の訂正申請しなければならないが、書き換え交付は義務ではない。
11	免許取消し処分を受けたり、紛失して再交付後に見つかった場合は30日以内に返納する。	**11**	☐ ×：30日以内 → ５日以内に返納
12	はり師、きゅう師は、名簿に登録されたときから業務開始はできる。	**12**	☐ ○
13	あはき師が失踪宣言を受けたときは免許証を返納しなければならない。	**13**	☐ ○

▶施術上の制限・開業に関する規制

施術上の制限

☐ 施術上知り得た個人情報を他人に漏らした場合は（50万）円以下の罰金となる。（あはき法7条）

☐ 無免許であはき業を行った者は（50万）円以下の罰金となる。

☐ 医師の同意なく脱臼・骨折患者へ施術を行った場合は（30万）円以下の罰金となる。（あはき法5条）

☐ 刺鍼前の消毒義務は「はり師」に課せられた規制で、違反すると（30万）円以下の罰金となる。（あはき法6条）

☐ はり師、きゅう師の（外科手術）及び（医薬品の投与・指示）は「あはき法」第4条で禁止されているが罰則規定はなく、行った場合は（医師法）等で処罰される。

開業に関する規則

☐ 施術所の届出は、開設後（10）日以内に（保健所）を通して（知事、保健所設置市は市長、東京都は区長）に届け出なければならない。

☐ 施術所の届出事項は（開設者の氏名・住所）、（開設年月日）、（施術所の名称）、（開設場所）、（業の種類）、（従事する施術者）、（視覚障害の有無）、（構造設備の概要と平面図）である。

☐ 施術所を休止・再開・廃止した場合は、その日から（10）日以内に届け出なければならない。

☐ 施術所の無届や虚偽記載は（30万）円以下の 罰金となる。

☐ （もっぱら出張開業）を行う者も、業務開始時に届け出が必要である。

☐ 一定期間（他の都道府県で業務）を行う時は（前もってその地の知事）に、期間と場所を届け出る必要がある。

☐ 施術所の構造設備条件として①（6.6㎡以上の専用施術室と3.3㎡以上の待合室）、②（施術室は面積の1／7以上が開く窓、又は換気装置）、③（施術器具、手指等の消毒設備）がある。

☐ 施術所の衛生面の措置として、（常に清潔）であること、十分な（採光・照明と換気）があげられる。

☐ 開設時やその他に職員が（臨検検査）に訪れた時、これを拒むと（30万円）以下の罰金となり、臨検の結果（改善命令に従わない場合）も同様である。

3 ▶施術上の制限・開業に関する規制 Q&A

Question	Answer
1 あはき師が、内科・外科の行為に及んでしまうと医師法により罰される。	**1** □ ○
2 あはき師が化膿部位に対する排膿の為の針治療を行う場合は医師法違反である。	**2** □ ○
3 あはき師は医師の同意があれば、脱臼・骨折の整復も行える。	**3** □ × : 柔道整復師法等の違反となる。
4 鍼灸師は脱臼・骨折の患部に鎮痛・治癒促進の鍼灸を行える。	**4** □ ○
5 はり師は刺鍼の前後に施術部位の消毒を怠ると30万円以下の罰金となる。	**5** □ × : 刺鍼の前だけで後消毒は行わなくても良い。
6 施術の際に知った患者の情報を第三者に漏らした時は30万円以下の罰金が課せられる。	**6** □ × : 患者からの訴えがあった場合、親告罪として50万円以下の罰金
7 電気光線器具を使用した施術行為は、あはき師の業務範囲である。	**7** □ ○
8 施術所開設の届出は、業務開始から10日以内に保健所を通して届け出る。	**8** □ ○
9 出張のみの開業は、免許があれば届出は必要ない。	**9** □ × : 届け出る必要がある。
10 あはき師法において、「雇用する従業員数」や「建物の面積」は施術所の届出事項に含まれる。	**10** □ × : これらは含まれない。
11 届出に関して無届や虚偽記載があれば、30万円以下の罰金が課せられる。	**11** □ ○
12 施術室は最低6.6㎡の広さが必要で、床面積の1／7以上が外気に開放できること、または同等の換気装置が必要である。	**12** □ ○
13 待合室は2畳分の広さがあれば、玄関や自宅の居間で代用しても構わない。	**13** □ ○
14 ディスポの鍼や鍼皿など、すべて使い捨てにしているので、消毒設備は特に設けていない。	**14** □ × : 設けることが法的義務

223

4 ▶広告制限・医療法

広告制限

☐ あはき師法において広告可能な事項は①（施術者である旨並びに施術者の氏名及び住所）、②（業務の種類）、③（施術所の名称、電話番号及び所在の場所）、④（施術日又は施術時間）、⑤（その他厚生労働大臣が指定する事項）である。

☐ あはき師の広告において、「その他厚生労働大臣が指定する事項」として①（もみりようじ、やいと、えつ）、（小児鍼）、（医療保険療養費支給申請ができる旨）、（予約に基づく施術の実施）、（休日又は夜間における施術の実施）、（出張による施術の実施）、（駐車設備に関する事項）等があげられる。

☐ （技能）、（施術法）、（経歴）、（施術料）、（免許業種以外の治療）等を広告することはできない。

☐ （病院）や（診療所）に似た名称は医療法違反となり、（医業類似行為）と紛らわしい治療院という名称も許されない。

☐ 広告違反は（30万）円以下であるが、経営者が別にいる場合は（両罰規定）として共に罰せられる。

医療法

☐ 医療法は（医療施設）及び（良質な医療）の提供の理念に関する基本法規である。

☐ 「医師、歯科医師、薬剤師、看護師その他の医療の担い手は、医療を提供するにあたり、適切な（説明）を行い、医療を受ける者の（理解）を得るよう努めなければならない」と（インフォームド・コンセント）に関する記述が（医療法）の中にみられる。

☐ 診療所は、患者を入院施設を（有しない）か、（19）床以下の入院施設を有し、開設は基本的に（届出）制である。
※開設者が無資格者の場合は許可が必要

☐ 病院は（20）床以上の入院施設を有し、開設には開設地の（都道府県知事）の（許可）が必要である。

☐ 地域医療支援病院は、原則（200）床以上の入院施設を有し、（救急医療）を提供する能力を有することを必要とする。開設に都道府 県知事の（承認）を必要とする。

☐ 特定機能病院は、（400）床以上の入院施設を有し、（高度医療）の提供、高度医療技術の開発・評価、高度医療に関する研修を行う能力を有する。開設には厚生労働大臣の（承認）が必要で、あらかじめ（社会保障審議会）の意見が必要である。

☐ 助産所は、妊婦、産婦、褥婦（9）人以下の入所施設を有し、助産所の開設者は、嘱託する（医師）及び病院、診療所を定めておく必要がある。

Question	Answer
1 公衆への表示として、施術者の特定技能・施術方法・出身校などの経歴を示すことは禁じられている。	**1** ☐ ○
2 患者が知りたがっているので、施術料金を表示している。	**2** ☐ ×：医療行為は営利業ではないので、料金の表示は行えない。
3 施術所の名称を地名を取って○○治療院とした。	**3** ☐ ×：行えるのは免許行為だけで、治療の全般ではないので「治療院」は認められない。
4 広告制限に違反すると30万円以下の罰金となる。	**4** ☐ ○
5 慢性疼痛には医師の同意書があれば健康保険を使える旨を表示した。	**5** ☐ ○
6 病院・診療所に紛らわしい施術所名（○○治病院など）は医療法違反となる。	**6** ☐ ○
7 「脈診流○○鍼灸院」という名称にした。	**7** ☐ ×：流派の表示は技能や施術方法となるので名称として使えない。
8 施術所の場所を地図で表示した。	**8** ☐ ○
9 診療所は20人以下の患者収容施設を必要とする。	**9** ☐ ×：20人以下 → 19人以下
10 医師でない者が診療所を開設する場合、開設地都道府県知事への届出が必要である。	**10** ☐ ×：許可が必要
11 医師が診療所を開設する場合、開設地都道府県知事への届出が必要である。	**11** ☐ ○
12 病院の開設は開設地都道府県知事の許可が必要である。	**12** ☐ ○
13 地域医療支援病院の開設には、厚生労働大臣の承認が必要である。	**13** ☐ ×：厚生労働大臣 → 開設地都道府県知事
14 地域医療支援病院は救急医療の提供が必要とされる。	**14** ☐ ○
15 特定機能病院は500人以上の患者入院施設を必要とする。	**15** ☐ ×：500人以上 → 400人以上

MEMO

本書に関するご意見ご感想をお聞かせ下さい。
customer@roundflat.jpまでメールでお寄せ下さい。

はり師きゅう師国家試験対策
でる ポ とでる 問
増補改訂第 2 版

【中巻】臨床医学総論・臨床医学各論
リハビリテーション医学・公衆衛生学・関係法規

発行日　2020年1月27日　初版第1刷
　　　　2024年7月27日　増補改訂第2版第1刷
著　者　片岡彩子、井手貴治、稲田久、
　　　　徳江謙太、三浦章、芦野純夫 他
発行者　藤原央行
発行所　有限会社ラウンドフラット
　　　　〒344-0045　埼玉県春日部市道口蛭田176-10-202
　　　　URL https://www.roundflat.jp/

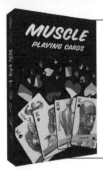
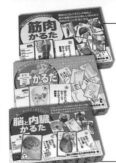
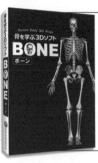
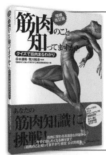
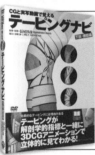
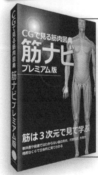

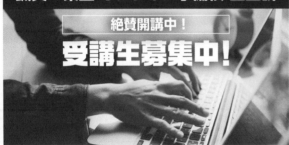
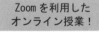
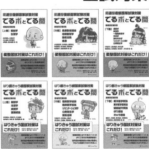